Nils Kley

Fledermausanästhesie

AF060984

Nils Kley

Fledermausanästhesie

Vergleichsuntersuchungen zur
Inhalationsanästhesie mit Isofluran und Sevofluran
bei der Kleinen Lanzennase

Südwestdeutscher Verlag für Hochschulschriften

Impressum/Imprint (nur für Deutschland/only for Germany)
Bibliografische Information der Deutschen Nationalbibliothek: Die Deutsche Nationalbibliothek verzeichnet diese Publikation in der Deutschen Nationalbibliografie; detaillierte bibliografische Daten sind im Internet über http://dnb.d-nb.de abrufbar.
Alle in diesem Buch genannten Marken und Produktnamen unterliegen warenzeichen-, marken- oder patentrechtlichem Schutz bzw. sind Warenzeichen oder eingetragene Warenzeichen der jeweiligen Inhaber. Die Wiedergabe von Marken, Produktnamen, Gebrauchsnamen, Handelsnamen, Warenbezeichnungen u.s.w. in diesem Werk berechtigt auch ohne besondere Kennzeichnung nicht zu der Annahme, dass solche Namen im Sinne der Warenzeichen- und Markenschutzgesetzgebung als frei zu betrachten wären und daher von jedermann benutzt werden dürften.

Verlag: Südwestdeutscher Verlag für Hochschulschriften GmbH & Co. KG
Dudweiler Landstr. 99, 66123 Saarbrücken, Deutschland
Telefon +49 681 37 20 271-1, Telefax +49 681 37 20 271-0
Email: info@svh-verlag.de

Zugl.: München, LMU, Diss., 2011

Herstellung in Deutschland:
Schaltungsdienst Lange o.H.G., Berlin
Books on Demand GmbH, Norderstedt
Reha GmbH, Saarbrücken
Amazon Distribution GmbH, Leipzig
ISBN: 978-3-8381-2751-4

Imprint (only for USA, GB)
Bibliographic information published by the Deutsche Nationalbibliothek: The Deutsche Nationalbibliothek lists this publication in the Deutsche Nationalbibliografie; detailed bibliographic data are available in the Internet at http://dnb.d-nb.de.
Any brand names and product names mentioned in this book are subject to trademark, brand or patent protection and are trademarks or registered trademarks of their respective holders. The use of brand names, product names, common names, trade names, product descriptions etc. even without a particular marking in this works is in no way to be construed to mean that such names may be regarded as unrestricted in respect of trademark and brand protection legislation and could thus be used by anyone.

Publisher: Südwestdeutscher Verlag für Hochschulschriften GmbH & Co. KG
Dudweiler Landstr. 99, 66123 Saarbrücken, Germany
Phone +49 681 37 20 271-1, Fax +49 681 37 20 271-0
Email: info@svh-verlag.de

Printed in the U.S.A.
Printed in the U.K. by (see last page)
ISBN: 978-3-8381-2751-4

Copyright © 2011 by the author and Südwestdeutscher Verlag für Hochschulschriften GmbH & Co. KG and licensors
All rights reserved. Saarbrücken 2011

Fledermausanästhesie
Vergleichsuntersuchungen zur Inhalationsanästhesie mit Isofluran und
Sevofluran bei der Kleinen Lanzennase
(Phyllostomus discolor)

von
Nils Henning Gerhard Kley

Mit mehr als 1200 verschiedenen Arten stellt die Ordnung der Fledermäuse (Chiroptera) eine der größten Gruppierungen der Säugetiere dar. Nebst den Vögeln und den ausgestorbenen Flugsauriern sind sie die einzigen Wirbeltiere, die zum aktiven Flug fähig sind bzw. waren. Aufgrund der meist geringen bis sehr geringen Körpergröße und verschiedener Stoffwechselbesonderheiten, die nicht nur auf die Flugfähigkeit zurückzuführen sind, stellen Fledermäuse eine Herausforderung für den Anästhesisten dar. Insbesondere für den tiermedizinischen, aber auch für den weiterreichenden labor- und zootechnischen Umgang mit Fledermäusen kann eine für Mensch und Tier sichere Anästhesie vonnöten sein.

In der hier vorliegenden Arbeit wird die Eignung der Inhalationsanästhetika Iso- und Sevofluran für die Anästhesie der Kleinen Lanzennase (Phyllostomus discolor) anhand einer Versuchsreihe untersucht. Zudem wird auf den Einfluss des circadianen Rhythmus auf die Narkose unter Sevofluran eingegangen.

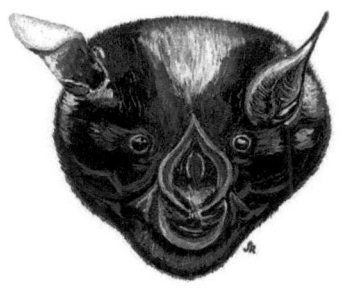

Meinen Freunden und Helfern gewidmet

1.	Einleitung & Aufgabenstellung	9
2.	Literatur	10
2.1	Biologie der Kleinen Lanzennase *(Phyllostomus discolor)*	10
2.2	Anästhesierelevante Stoffwechselbesonderheiten der Fledermäuse *(Chiroptera)*	10
2.2.1	Blutkreislauf	10
2.2.2	Atmung	11
2.2.3	Wärmehaushalt	12
2.2.4	Wasserhaushalt	12
2.2.5	Geruchs- und Geschmackssinn	12
2.2.6	Verdauungstrakt	13
2.3	Narkosemöglichkeiten bei Fledermäusen	13
2.3.1	Injektionsanästhesie	13
2.3.2	Inhalationsanästhesie	14
2.4	Isofluran als Inhalationsanästhetikum	15
2.4.1	Definition	15
2.4.2	Physikalisch-chemische Eigenschaften	15
2.4.3	Dosierung und Applikation	15
2.4.4	Organwirkung	16
2.5	Sevofluran als Inhalationsanästhetikum	16
2.5.1	Definition	16
2.5.2	Physikalisch-chemische Eigenschaften	16
2.5.3	Dosierung und Applikation	17
2.5.4	Organwirkung	17
2.6	Isofluran und Sevofluran im Vergleich	18
2.7	Der MAC-Wert	18
3.	Eigene Untersuchungen	20
3.1	Zielsetzung	20
3.2	Material & Methoden	21
3.2.1	Versuchstiere und Haltungsbedingungen	21

3.2.2 Ausrüstung zur Einleitung und Aufrechterhaltung der Anästhesie ... 21

3.2.2.1 Narkosegerät ... 21
3.2.2.2 Ganzkörperkammer ... 22
3.2.2.3 Nasenkammer ... 23
3.2.3 Anästhetika & Medikamente ... 24
3.2.4 Messparameter und Messgeräte ... 25
3.2.4.1 Reflexe ... 25
3.2.4.2 Atemfrequenz ... 25
3.2.4.3 Rektale Körpertemperatur ... 25
3.2.4.4 Messung der arteriellen/venösen Blutgase und des Säure-Basen-Status ... 25
3.2.4.5 Herzfrequenzmessung mithilfe eines Elektrokardiogramms ... 26
3.2.4.6 Messung der tatsächlichen Anästhetikakonzentration ... 27
3.2.5 Versuchsplan ... 27
3.2.6 Versuchsverlauf ... 27
3.2.6.1 Versuchsvorbereitung ... 27
3.2.6.2 Durchführung der Anästhesie ... 28
3.2.6.3 Durchführung der Sevofluran-MAC-Wert-Bestimmung ... 28
3.2.6.4 Durchführung der Vergleichsuntersuchung Isofluran und Sevofluran ... 29
3.2.6.5 Durchführung der Vergleichsuntersuchung Sevofluran (Tag/Nacht) ... 30

3.3 Rechnerische Auswertung und Ergebnisdokumentation ... 30

3.4 Ergebnisse ... 30

3.4.1 Bestimmung des Sevofluran-MAC-Wertes ... 30
3.4.2 Vergleichsuntersuchung Isofluran/Sevofluran ... 32

3.4.2.1 Einschlafzeit ... 32
3.4.2.2 Aufwachzeit ... 32
3.4.2.3 Atemfrequenz ... 34
3.4.2.4 Herzfrequenz ... 36
3.4.2.5 Rektale Körpertemperatur ... 36
3.4.2.6 Arterieller Sauerstoffpartialdruck ... 37
3.4.2.7 Arterieller Kohlendioxidpartialdruck ... 37
3.4.2.8 Arterieller pH-Wert ... 37
3.4.2.9 Standardbikarbonat ... 38
3.4.2.10 Basenüberschuss ... 38
3.4.2.11 Sauerstoffsättigung ... 38

4. Diskussion ... 40

4.1 Zielsetzung und Planung der Narkosestudie ... 40
4.1.1 Wahl des Versuchsaufbaus ... 40

4.1.2	Beurteilung der chirurgischen Toleranz	41
4.2	Ergebnisse	41
4.2.1	Die Bestimmung der angenäherten Minimalen Alveolären Konzentration (MAC)	41
4.2.2	Dauer und Qualität der Narkoseeinleitung	42
4.2.3	Dauer und Qualität des Aufwachverhaltens	42
4.2.4	Beeinflussung der Atemfrequenz	42
4.2.5	Beeinflussung der Herzfrequenz	43
4.2.6	Beeinflussung der Körpertemperatur	43
4.2.7	Beeinflussung der Blutgase und des Säure-Basen-Status	44
4.2.8	Einflussnahme des circadianen Rhythmus auf die Narkose	45
4.3	Schlussbetrachtung	46
5.	Zusammenfassung	47
6.	Summary	48
7.	Anhang	49
7.1	Tabellenverzeichnis	49
7.2	Abbildungsverzeichnis	49
7.3	Abkürzungsverzeichnis	50
8.	Literaturverzeichnis	51
9.	Weiterführende Literatur	64
10.	Danksagung	71
11.	Lebenslauf	72

1. Einleitung und Aufgabenstellung

Mit mehr als 1200 verschiedenen Arten stellt die Ordnung der Flattertiere/Fledermäuse *(Chiroptera)* eine der größten Gruppierungen der Säugetiere dar, übertroffen nur von den Nagetieren *(Rodentia)* (WILSON und REEDER 2005). Unterteilt in Flughunde *(Megachiroptera)* und Fledermäuse *(Microchiroptera)*, sind sie seit ca. 60 Millionen Jahren neben den Vögeln und den ausgestorbenen Flugsauriern die einzigen Wirbeltiere, die zum aktiven Flug fähig sind bzw. waren (NOWAK 1999).

Dank dieser Fähigkeit haben Flattertiere nahezu alle Landmassen der Erde besiedelt, darunter selbst isolierte Inseln, wo sie häufig die einzigen Säugetiere darstellen.
Insbesondere unter den Microchiroptera finden sich unterschiedlichste Nahrungsspezialisten, darunter auch die drei rezenten Arten der Vampirfledermäuse.
Für den Menschen spielen Flattertiere aus verschiedenen Gründen eine bedeutsame, im Allgemeinen aber allzu oft unterschätzte Rolle (CONSTANTINE 1970).

Neben ihrer wirtschaftlichen Bedeutung in der Bekämpfung von Schädlingen sowie in der Bestäubung und Verbreitung verschiedener Pflanzenarten sind Flattertiere aufgrund ihrer besonderen Morphologie für diverse Forschungsbereiche von Interesse. Die Fähigkeit der Microchiroptera und einiger Megachiroptera zur Echolotortung macht sie zu wichtigen Versuchstieren in der neurobiologischen Forschung. Das aus dem Speichel der Gemeinen Vampirfledermaus *(Desmodus rotundus)* gewonnene Draculin spielt in der Erforschung und Behandlung von Blutgerinnungsstörungen in der Humanmedizin eine entscheidende Rolle (FERNANDEZ und TABLANTE 1998).

Aufgrund anthropogener Einflussnahme auf ihren natürlichen Lebensraum nimmt die Zahl von Flattertieren nahezu weltweit ab. Epidemisch grassierende Krankheiten wie das „White Nose Syndrome" in den USA reduzieren ebenfalls die wildlebenden Bestände. Verschiedene Forschungseinrichtungen, Laboratorien und private Einrichtungen bemühen sich dementsprechend verstärkt um Schutzmaßnahmen. Für bedrohte Arten wie den Komoren-Flughund *(Pteropus livingstonii)* oder den Rodriguez-Flughund *(Pteropus rodricensis)* existieren inzwischen Ex-situ-Zuchtprogramme in einigen zoologischen Gärten (HUTSON 2001).

Auch aus seuchenmedizinischer Sicht wird Flattertieren zunehmend mehr Aufmerksamkeit zuteil. Neben ihrer bekannten Bedeutung als Reservoir für Tollwut und andere Lyssa-Viren spielen sie eine Schlüsselrolle bei der Übertragung verschiedener, zum Teil äußerst virulenter Zoonosen. Zu nennen wären hierbei Henipaviren, SARS und insbesondere die hoch pathogenen Filoviren wie Ebola oder Marburg (CONSTANTINE 1970; RUPPRECHT, STOHR und MEREDITH 2001; CALISHER et al. 2006).

Durch zunehmende Überschneidung der Aktivitätsräume von Mensch und Fledermaus ist anzunehmen, dass Letztere auch in Zukunft im Hinblick auf das Auftreten und die Verbreitung bekannter sowie bis dato unbekannter Krankheitserreger eine wichtige Rolle spielen werden.

Insbesondere für den tiermedizinischen, aber auch für den weiterreichenden labor- und zootechnischen Umgang mit Flattertieren kann eine für Mensch und Tier sichere Anästhesie vonnöten sein.

Aufgrund der meist geringen bis sehr geringen Körpergröße und verschiedener Stoffwechselbesonderheiten, die nicht nur auf die Flugfähigkeit zurückzuführen sind, stellen Fledermäuse eine Herausforderung für den Anästhesisten dar.

In der hier vorliegenden Arbeit soll die Eignung der Inhalationsanästhetika Iso- und Sevofluran für die Anästhesie der Kleinen Lanzennase *(Phyllostomus discolor)* anhand einer Versuchsreihe untersucht werden. Zudem soll auf den Einfluss des circadianen Rhythmus auf die Narkose unter Sevofluran eingegangen werden.

2. Literatur

2.1 Biologie der Kleinen Lanzennase *(Phyllostomus discolor)*

Die Kleine Lanzennase ist eine der vier Arten der Gattung Phyllostomus innerhalb der Familie der Neuwelt-Blattnasen *(Phyllostomidae)*. Mit einer Kopf-Rumpf-Länge von durchschnittlich 75 mm und einem Gewicht von 20–40 g ist sie die kleinste Art innerhalb der Gattung. Ihr Verbreitungsgebiet erstreckt sich vom südlichen Mexiko bis in den Norden Argentiniens sowie Trinidad. In kleinen Haremsgruppen von ein bis zwölf Weibchen pro dominantes Männchen verbringen Kleine Lanzennasen den Tag in Höhlen, Bäumen und Häusern, um in der Nacht Früchte, Pollen, Nektar und gelegentlich Insekten zu verzehren. Die Art gilt in ihrem Verbreitungsgebiet als relativ häufig und wird von der IUCN (International Union for Conservation of Nature) als „Nicht gefährdet" eingestuft.

Kleine Lanzennasen werden aufgrund ihrer relativ einfachen Haltungs- und Fütterungsansprüche in einigen Zoos und verschiedenen Laboratorien gehalten. Forschungsschwerpunkt ist dabei unter anderem ihre Anwendung des Echolots zur nächtlichen Nahrungssuche (HOFFMANN et al. 2008).

2.2 Anästhesierelevante Stoffwechselbesonderheiten der Fledermäuse *(Chiroptera)*

Fledermäuse sind die einzigen Säugetiere, die zum aktiven Flug fähig sind. Ihr Blutkreislauf und ihre Atmung haben sich an den damit verbundenen hohen Leistungsbedarf und an eine belastungsfähige Dynamik angepasst. In mancherlei Hinsicht finden sich Analogien zu den Vögeln.

2.2.1 Blutkreislauf und Atmung

Im Verhältnis zur relativen Körpergröße haben Fledermäuse unter den Säugetieren die größten und muskelstärksten Herzen, die bis zu 1,3 % der Körpermasse ausmachen können (CANALS et al. 2005). Bei Kleinsäugern vergleichbarer Körpergröße wie Hausmaus oder Ratte beträgt das relative Herzgewicht zwischen 0,28 und 0,6 % (DROMMER 1991). Das Herz einer Fledermaus ist dabei zwei- bis dreimal so schwer wie das einer gleich großen Maus (JÜRGENS et al. 1981; NEUWEILER 1993, 2000). Die Herzmuskelfasern haben einen kleineren Querschnitt als die anderer Säuger, was zu einer höheren Kraftentfaltung führt. Ihre ATP (Adenosintriphosphat)-Konzentration und damit Energiereserve ist ebenfalls höher als die der übrigen Säuger. Auch die generelle Kapillarisierung des Fledermausherzens übertrifft die aller anderen Säugetierherzen (KALLEN 1977; NEUWEILER 1993, 2000).

Fledermäuse sind wie kaum ein anderes Säugetier in der Lage, ihre Herzfrequenz zu modulieren – sowohl was Beschleunigung als auch Umfang der Veränderung anbelangt. So kann eine Fledermaus innerhalb weniger Sekunden ihre Herzschlagfrequenz von 500 Schlägen/min mehr als verdoppeln. Während des Winterschlafs hingegen wird der Herzschlag auf ein Minimum (11–25 Schläge/min und weniger) reduziert (NEUWEILER 1993, 2000).

Das Körperblutvolumen ist relativ gering (7–10 ml / 100 g KG), vergleichbar mit dem einer Hausmaus (CANTWELL 2001; LEE 1994), um Gewicht einzusparen. Stattdessen enthält Fledermausblut quantitativ mehr und relativ kleine Erythrozyten. Der Hämatokrit ist mit bis zu 75 % bei einigen Arten deutlich höher als bei anderen Tieren. Der Hämoglobingehalt übertrifft mit 18–24 g / 100 ml Blut selbst den der Vögel und den tief tauchender Meeressäuger. Trotz ähnlicher Sauerstoffaffinität (P50 = 29–37 mmHg) wie das Blut bodenbewohnender Säuger gleicher Größe (JÜRGENS et al. 1981) weist Fledermausblut mit 25–30 % eine deutlich höhere Sauerstoffbindungskapazität auf, das heißt, das darin enthaltene Hämoglobin kann mehr Sauerstoff binden (JÜRGENS et al. 1981; NEUWEILER 1993, 2000).

Hervorzuheben sind ferner die Flughäute, deren dynamische Versorgung über Anastomosen, „Venen- und Arterienherzen" und regional kontrollierte Kapillarnetze vonstatten geht. Sie dienen als Blutspeicher in der Ruhelage und zur Regulierung der Körpertemperatur. Dank ihrer im Vergleich zum übrigen Körper großen Gesamtfläche und geringen Behaarung findet über sie eine stetige Abgabe von Körperwärme an die Umwelt statt, die es bei der Anästhesie zu berücksichtigen gilt (PYE 2001; HEARD 2007).

2.2.2 Atmung

Durch die Vergrößerung des Lungenvolumens, feine Alveolarisierung (und damit vergrößerte Gausaustauschfläche) sowie ein erhöhtes Kapillarvolumen im Verhältnis zur Alveolenfläche haben Fledermäuse eine höhere Gasdiffusionskapazität im Verhältnis zum Körpergewicht als alle anderen Säugetiere und sogar Vögel. Mit einem Umsatz von bis zu 200 ml O_2/min/kg Körpergewicht sind sie die einzigen Wirbeltiere, die ähnliche Sauerstoffextraktionswerte wie Vögel erreichen können. Anders als die Vögel erreichen Fledermäuse dies allerdings nicht primär durch ein größeres Atemvolumen (das ungefähr 1,5 bis 1,75 größer als das vergleichbarer auf dem Boden lebender Säugetiere ist), sondern vor allem durch die Erhöhung der Atemfrequenz und Vertiefung der Atemzüge im Flug. Atem- und Flügelschlagfrequenz sind dabei 1:1 aneinandergekoppelt. Neben dem Gasaustausch spielt die Fledermauslunge eine wichtige Rolle bei der Abgabe der beim Flug durch erhöhte Muskelarbeit entstandenen Wärme (NEUWEILER 1993, 2000).

2.2.3 Wärmehaushalt

Im aktiven Zustand sind alle Fledermäuse normotherm. Die Körpertemperatur kann dabei bei einigen Arten um die 35 bis 39 °C liegen. (NEUWEILER 1993, 2000; HEARD 2007). In der Ruhe hingegen ist bei einigen Arten eine gewisse Heterothermie festzustellen: Sinkt die Außentemperatur unter den Bereich der thermoneutralen Zone (=Außentemperaturbereich des geringsten Sauerstoffverbrauchs), sind sie in der Lage, ihren Stoffwechsel zu reduzieren und in Tageslethargie (Torpor) überzugehen.

Allerdings spielen hier, wie auch beim Winterschlaf der Fledermausarten der gemäßigten und kühleren Breiten, andere Faktoren wie Nahrungsangebot und Reproduktionsstatus eine Rolle.

Die durch Torpor oder Winterschlaf bedingte Reduktion der Stoffwechselrate hat auch Auswirkungen auf die Wirkungsweise und -art der zugeführten Pharmaka, die es bei der Dosierung und Umsetzung des Anästhesieregimes zu berücksichtigen gilt (HEARD 2007).

Eine besondere Rolle bei der Thermoregulation spielen die nackten Flughäute und die große Lungenfläche. Im Vergleich zu anderen Säugern hat der Fledermauskörper daher eine bis zu viermal höhere Wärmeleitfähigkeit und einen bis zu sechsmal größeren Wärmeverlust als vergleichbare flügellose Säuger (NEUWEILER 2000). Dementsprechend besteht die Gefahr einer raschen Auskühlung während der Narkose. Ebenso muss beachtet werden, dass Fledermäuse empfindlich auf Hyperthermie reagieren und diese nur begrenzt kompensieren können (HEARD 2007).

2.2.4 Wasserhaushalt

Der Wasserhaushalt des Körpers wird bei Fledermäusen vor allem durch die Nieren und spezielle Verhaltensanpassungen reguliert (NEUWEILER 1993, 2000). Die Leistung der Fledermausnieren hängt dabei von der Ernährung (insbesondere in Hinblick auf den Protein- und Wassergehalt der Nahrung) und dem jeweiligen Habitat ab. Fledermauspopulationen in Wüstengebieten weisen zum Beispiel eine höhere Harnkonzentrierung als Populationen der gleichen Art in feuchteren Gebieten auf. Dies schlägt sich auch anatomisch in einer Verlängerung der Henleschen Schleifen bei Wüstenpopulationen nieder (NEUWEILER 2000). Nahrungsspezialisten wie Vampirfledermäuse oder die Meerestiere fressende und Meerwasser trinkende Myotis vivesi (CARPENTER 1986) zeigen generell eine sehr viel höhere Fähigkeit zur Harnkonzentrierung als frugivore Arten.

Bei allen Fledermäusen verdunstet ein Großteil der Körperflüssigkeit über die Flughäute und über die große Lungenfläche. Dies sollte in Hinblick auf längere Anästhesiezeiten berücksichtigt werden (HEARD 2003).

2.2.5 Geruchs- und Geschmackssinn

Aus anästhesiologischer Sicht ist der Geruchs- und Geschmackssinn vor allem in Hinblick auf die Erkennung und Reaktion der Tiere auf den Geruch des Inhalationsanästhetikums von Bedeutung. Im Vergleich zu Makrosmaten wie den Hunden ist der Geruchssinn bei Flattertieren eher schwächer ausgeprägt, wobei er bei frugi- oder sanguivoren Arten empfindlicher als etwa bei insektivoren Arten zu sein scheint (SCHMIDT 1974; NEUWEILER 1993, 2000). Dennoch ist er für die Nahrungssuche und das intraspezifische Sozialverhalten bei allen Arten von Bedeutung, worauf auch die Existenz diverser artspezifischer Körperdrüsen hinweist.

Es existieren so gut wie keine verwertbaren publizierten Versuchsergebnisse zum Thema Geschmackssinn bei Fledermäusen (NEUWEILER 1993, 2000). Basierend auf anatomischen Untersuchungen wird angenommen, dass zumindest die frugivoren Arten hierbei mit Nagetieren vergleichbar sind. Insektivoren und karnivoren Arten wird eine hohe Sensitivität für den Geschmack von Ammoniumchlorid nachgesagt (NEUWEILER 1993, 2000)

2.2.6 Verdauungstrakt

Im Verhältnis zur Körpergröße nehmen Flattertiere im Durchschnitt sehr große Nahrungsmengen auf (HEARD 2003, 2007). Die Verweildauer im Gastrointestinaltrakt ist sehr kurz, vermutlich um das Körpergewicht für den Flug so gering wie möglich zu halten. Dementsprechend ist die Gefahr eines anästhesiebedingten Vomitus nur gegeben, wenn die Tiere kurz nach der Fütterung narkotisiert werden. Zur Verhinderung der Entstehung einer Hypoglykämie sollten gerade kleinere Microchiroptera nicht vor der Narkose auf Nahrungskarenz gesetzt werden (WIDMAIER und KUNZ 1992).

Zusammenfassend lässt sich feststellen, dass Fledermäuse in vielerlei Hinsicht spezielle Patienten für die Anästhesie darstellen. In Hinblick auf ihre anatomisch-physiologischen Eigenheiten vereinen sie Elemente der Kleinsäuger- und Vogelanästhesie miteinander und sind zugleich etwas Besonderes. Zudem stellen sie auch eine Herausforderung für die technische Ausrüstung zur Narkoseüberwachung dar. Häufig fehlt es bei vielen Arten an genaueren Daten hinsichtlich wichtiger Parameter wie etwa Körpertemperatur oder Herzfrequenz, sodass eine aussagekräftige Kontrolle dieser Werte sehr schwierig ist.

2.3 Narkosemöglichkeiten bei Fledermäusen

2.3.1 Injektionsanästhesie

Die Injektionsanästhesie wird bei Fledermäusen generell nicht so häufig angewandt wie die Inhalationsanästhesie, ist aber vor allem unter Feldbedingungen die Methode der Wahl (HEARD 2007).

Als Injektionsstellen sind für die intramuskuläre Injektion die Oberschenkel und bedingt die Brustmuskulatur zu nennen. Bei Letzterer gilt zu beachten, dass dabei bei heftiger Bewegung des Tieres zwischen die Rippen appliziert werden kann und Hämatome auftreten können (HEARD 2007). Alternativ bietet sich auch die dorsale subkutane Injektion zwischen den Schulterblättern an (HENKE, persönliche Mitteilung 2010).

So weit als möglich sollten intramuskuläre Injektionen in die Flugmuskulatur vermieden werden (HEARD 2007). Für die intravenöse Injektion bieten sich die Flügelhautvene, die Vena mediana medial des distalen Humerus und die Interfemoralvene des Uropatagiums an. Kleinlumige Venenverweilkatheter lassen sich insbesondere in erstgenannte Zugänge platzieren (HEARD 2007).

Einen Überblick über die bei Chiroptera verwendeten Injektionsanästhetika und deren eingesetzte Dosierungen bietet **Tabelle 1**.

Wirkstoff	Injektionsart	Dosis (mg/kg KGW) Megachiroptera	Dosis (mg/kg KGW) Megachiroptera	Literatur
Ketamin	IM	40–50	≥ 100	HEARD 2007
	IM	30–37,5		HEARD 2003
	SC		120	WALLACH & BOEVER 1983
Pentobarbital	IP	30–50		PYE 1967
Ketamin + Acepromazin	IM	11 + 1		FOWLER 1978
Xylazin + Ketamin	IM	4 + 20		HEARD et al. 1996
	IM	2 + 10		FOWLER 2003
	IM	20 + 2		RIETSCHEL 1987
	SC		20 + 2	RIETSCHEL 1987
Medetomidin + Ketamin	IM	0,25 + 25		HEARD et al. 2006
	IM	00,5 + 5		FOWLER 2003
Tiletamin/ Zolazepam	PO	40		VOGELNEST 1999
Propofol	IV	6–8	8–10	HEARD et al. 1996

Tabelle 1: Injektionsanästhetika bei Fledermäusen

2.3.2 Inhalationsnarkose bei Fledermäusen

Die Anästhesie von Fledermäusen durch Inhalationsgase gilt als sichere und effiziente Methode (WIMSATT et al. 2006). Einschlaf- und Aufwachzeiten sind mit denen von Vögeln vergleichbar (CANALS et al. 2008). Laut Literaturangaben fanden hierbei bislang Methoxyfluran, Ether, Halothan, Isofluran und Sevofluran Anwendung, wobei Isofluran die zurzeit gängigste Option darstellt (FOWLER 1978; WALLACH und BOEVER 1983; HEARD 2003, 2007; DREXL et al. 2004). Für Arten über 150 g Körpergewicht empfiehlt sich die Intubation; bei kleineren Arten sollte eine passende Atemmaske verwendet werden (HEARD 2007).

2.4 Isofluran als Inhalationsanästhetikum

2.4.1 Definition

Isofluran ist als ein halogenisierter Ether ein Isomer von Enfluran und wird vor allem in der Veterinärmedizin und in geringerem Maße in der Humanmedizin als Inhalationsnarkotikum verwendet. Es hat eine gute hypnotische und muskelrelaxierende, jedoch nur schwach analgetische Wirkung.

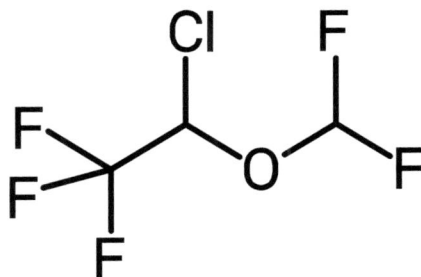

Abbildung 1: Strukturformel Isofluran

2.4.2 Physikalisch-chemische Eigenschaften

Isofluran [1-Chlor-2,2,2-trifluorethyl-(difluormethyl)-Ether] ist nicht brennbar und nicht explosibel. Sein Siedepunkt liegt bei 48,5 °C, sein Dampfdruck bei 20 °C beträgt 239,5 mmHg.

Dank seiner geringen Blutlöslichkeit (Blut-Gas-Verteilungskoeffizient von 1,41) tritt die Wirkung rasch ein (BÜCH und BÜCH 1996).

Isofluran riecht unangenehm stechend-etherisch und wirkt schleimhautreizend (EGER 1981). Nur ein geringer Teil (0,2–0,25 %) des eingeatmeten Isoflurans wird im Organismus verstoffwechselt (HUBBELL 1993; PADDLEFORD und ERHARDT 1992; BÜCH und BÜCH 1996). Hauptmetabolit ist dabei Trifluoressigsäure (HUBBEL 1993).

2.4.3 Dosierung und Applikation

Mononarkosen können im mindestens 1,5-fachen Prozentbereich des MACs **(siehe Tabellen 2 und 3)** durchgeführt werden. Dank seiner geringen Blutlöslichkeit erfolgen An- und Abflutung recht schnell. Zur genauen Dosierung ist ein dem Kreissystem vorgeschalteter Verdampfer zu empfehlen (ERHARDT, HABERSTROH und HENKE 2004).

2.4.4 Organwirkung

Durch Senkung des peripheren Widerstandes aufgrund systemischer Vasodilatation und Absinken der Herzleistung kommt es zu einer generalisierten Blutdrucksenkung infolge einer Isofluran-Narkose (REIZ et al. 1983).

Mit steigender Narkosegaskonzentration nimmt die Atemdepression unter Isofluran zu (WADE und STEVENS 1981; LÖSCHER 1994; ERHARDT und HENKE 2000). Grund ist eine anästhetikabedingte Dämpfung der Chemorezeptoren (EGER 1981) und eine Reduktion der Zwerchfellkontraktilität (GREEN 1995).

Isofluran reduziert den renalen Blutfluss, die glomeruläre Filtrationsrate und die Harnproduktion (EGER 1981; PADDLEFORD und ERHARDT 1992). Isofluran ist nicht leber- oder nierentoxisch (CARPENTER et al. 1986; ERHARDT 1992).

Vom eingeatmeten Isofluran werden nur 0,25 % verstoffwechselt (HUBBELL 1993). Laut PADDLEFORD und ERHARDT (1992) und BÜCH und BÜCH (1996) beträgt die Metabolisierungsrate sogar unter 0,2 %.

2.5 Sevofluran als Inhalationsanästhetikum

2.5.1 Definition

Sevofluran ist ein volatiles Anästhetikum aus der Familie der Flurane. Es hat eine gute hypnotische, jedoch nur schwach analgetische und muskelrelaxierende Wirkung. Die Verwendung von Sevofluran zur Narkoseführung ist in der Humanmedizin weit verbreitet, vor allem in der Kinderanästhesie (ROSSAINT, WERNER und ZWISSLER 2008). Zunehmend findet Sevofluran vor allem in den USA und der Schweiz Anwendung in der Veterinärmedizin (CLARKE 1999).

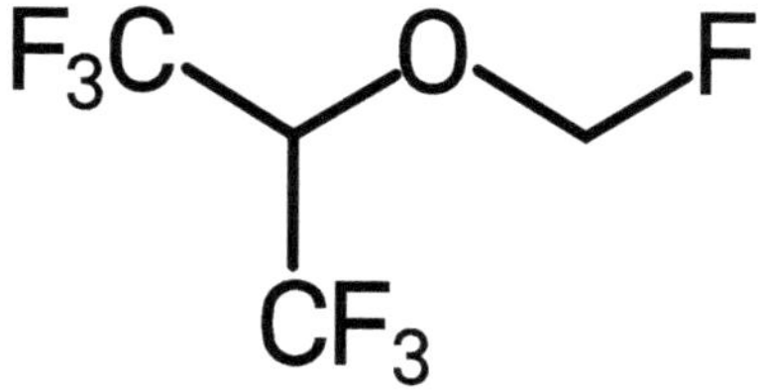

Abbildung 2: Strukturformel Sevofluran

2.5.2 Physikalisch-chemische Eigenschaften

Bei Sevofluran [Fluormethyl-2,2,2-trifluor-1-(trifluormethyl)ethyl-Ether] handelt es sich um eine in klinischer Dosierung nicht brennbare, nicht explosive und angenehm etherisch riechende Flüssigkeit mit guter Atemwegsverträglichkeit (CONZEN und HOBBHAHN 2003). Siedepunkt und Dampfdruck sind mit dem von Enfluran vergleichbar.

Der niedrige Blut/Gas- und Gewebe/Blut-Verteilungskoeffzient (0,68 bzw. 1,7) bewirkt eine relativ schnelle An- und Abflutung. Sevofluran ist eine chemisch stabile Reinsubstanz mit einer Mindesthaltbarkeit von 24 Monaten. Es sind weder Stabilisatoren nötig, noch reagiert Sevofluran mit den in Narkosegeräten vorzufindenden Metallen.

Allerdings kommt es bei der Reaktion von Sevofluran mit Atemkalk zur Bildung verschiedener Abbauprodukte (Compound A-E), von denen insbesondere Compound A (Pentafluorisopropenylfluormethyl-Ether) nach Ergebnissen aus Tierversuchen mit Ratten als potenziell nephrotoxisch gilt (JIN et al. 1995; KHARASCH et al. 1995; STABERNACK et al. 2003). Allerdings konnten bislang bei klinischer Dosierung keine davon ableitbaren gesundheitlichen Schäden bei Mensch und Tier festgestellt werden. Als eine mögliche Erklärung hierfür wird ein quantitativer Unterschied zwischen Ratte und Mensch in der enzymatischen Verstoffwechslung dabei anfallender Glutathion- und Cysteinkonjugate aufgeführt (SHEFFELS et al. 2004; KHARASCH et al. 2005).

In einer rezenten Studie wird Sevofluran mit der Entstehung neuronaler Degenerationserscheinungen bei neugeborenen Mäusen in Verbindung gebracht (SATOMOTO et al. 2009); inwieweit sich diese Ergebnisse auch auf andere Tiere und den Menschen übertragen lassen, bleibt abzuwarten.

2.5.3 Dosierung und Applikation

Meerschweinchen können unter Sevofluran-Einfluss eine plötzlich einsetzende Schnappatmung aufweisen, was die Sevofluran-Anwendung bei dieser Tierart einschränkt bzw. ausschließt (HEIDE 2003). Bei diversen anderen Tierarten, darunter auch Reptilien (ROONEY et al. 1999; MAAS und BRUNSON 2002; HERNANDEZ-DIVERS et al. 2005; BERTELSEN et al. 2005b), Vögel (THURMON et al. 1996; KORBEL 1998; MILLER 2005) und sogar Invertebraten (PIZZI 2006) verlief die Anwendung von Sevofluran bislang weitgehend problemlos. Die Verwendung von Sevofluran bei Fledermäusen wird in der Literatur kaum beschrieben (HEARD 2007; KEMMERER COTTRELL 2009).

2.5.4 Organwirkung

Sevofluran hat eine gute hypnotische, jedoch nur schwach analgetische und muskelrelaxierende Wirkung. Viele seiner Wirkungen, etwa in Hinblick auf das Nerven-, das kardio-zirkulatorische und das respiratorische System oder auf Leber und Niere sind alles in allem mit denen von Isofluran vergleichbar (ROSSAINT et al. 2008). Es hat eine geringe negativ inotrope Wirkung am Myokard, senkt den systemischen Gefäßwiderstand durch Hemmung der glatten Muskulatur der peripheren Widerstandsgefäße und führt zu einer dosisabhängigen Senkung des Herzeitvolumens. Gerade in Hinblick auf die Hämodynamik kann es als Inhalationsanästhetikum mit dem günstigsten Wirkprofil betrachtet werden (ROSSAINT et al. 2008). Die atemdepressive Wirkung von Sevofluran ist wie die von Isofluran auf die verminderte Empfindlichkeit des zentralen Atemantriebs und auf die muskelrelaxierende Wirkung zurückzuführen. Durch chirurgische Stimulation kann dieser Effekt abgeschwächt werden. Leber- und Nierenfunktion werden nicht unmittelbar durch Sevofluran gestört (STEFFEY 1996).

3–8 % der aufgenommenen Sevofluran-Menge werden verstoffwechselt und tauchen im Urin als anorganisches Fluorid auf (STEFFEY 1996). Der Rest wird unverändert abgeatmet.

2.6 Isofluran und Sevofluran im Vergleich

Im direkten Vergleich ihrer pharmakodynamischen und -kinetischen Eigenschaften sind zwischen Isofluran und Sevofluran deutliche Analogien auszumachen. Beide sind gleichermaßen als Inhalationsanästhetikum zu empfehlen. Die Vorteile des Isoflurans sind in seiner im Vergleich zum Sevofluran höheren muskelrelaxierenden Wirkung (ERHARDT 1992), besseren analgetischen Wirkung (ERHARDT et al. 1998) und geringen Organtoxizität (HENKE und ERHARDT 1996) begründet. Dank des Verfalls seines Patents und der geringeren Einleitungs- und Erhaltungskonzentration ist Isofluran deutlich preisgünstiger als Sevofluran. Jedoch wird durch den unangenehmen Geruch und die schleimhautreizende Wirkung des Isoflurans dessen Einleitungszeit deutlich verlängert, da (zumindest bei der Anwendung in der Humanmedizin) Patienten entweder die Luft anhalten oder husten (WADE und STEVENS 1981). Die Aufwachzeiten scheinen bei einigen Spezies nach Isoflurannarkosen deutlich länger als die unter Sevofluran zu sein (WIESNER et al. 1994; SCHURIAN 2000). Nebenwirkungen wie Übelkeit und Erbrechen wurden häufiger nach Isoflurananwendung beim Humanpatienten beobachtet (FRINK et al. 1992; WIESNER et al. 1994).

In Laborstudien an Mäusen und menschlichen Zellkulturen wurden Veränderungen der kognitiven Fähigkeiten der Tiere bzw. Apoptosis und Amyloid-Protein-Akkumulation infolge der Exposition mit Isofluran festgestellt (BIANCHI et al. 2007; XIE et al. 2007).

In einer Studie wird Sevofluran mit der Entstehung neuronaler Degenerationserscheinungen bei neugeborenen Mäusen in Verbindung gebracht (SATOMOTO et al. 2009).

Inwieweit sich diese Ergebnisse auch auf den Menschen und andere Tierarten übertragen lassen, bedarf weiterer Studien.

Mit Sevofluran ist eine schnellere intraoperative Veränderung der Narkosetiefe und damit präzisere Narkosesteuerung möglich (YASUDA et al. 1990). Dank seines angenehm fruchtigen Geruchs ist es zur Narkoseeinleitung gerade bei kooperativen Tieren gut geeignet (ERHARDT und HENKE 2000). Durch den Einsatz wasserfreier Kohlendioxidabsorber lässt sich das Risiko der Compound-A-Bildung deutlich verringern (FÖRSTER et al. 2000).

Im Vergleich zu dem mit Chlor halogenierten Isofluran trägt Sevofluran zudem deutlich weniger zur Schädigung der Ozonschicht bei (CONZEN und NUSCHELER 1996).

2.7 Der MAC-Wert

Die minimale alveoläre Konzentration (MAC) dient als indirektes Maß für die Wirkungsstärke eines Inhalationsanästhetikums. MAC50 ist im Speziellen die alveoläre Konzentration, bei der 50 % der Patienten nicht mehr auf einen supramaximalen schmerzhaften Stimulus reagieren. Sie beruht auf dem direkten Zusammenhang zwischen dem Partialdrucks des

Anästhetikums in den Alveolen und im Gehirn. Diese sind im Gleichgewichtszustand der Narkose identisch (EGER et al. 1965).

Allgemein gilt: je niedriger der MAC-Wert, desto höher die Wirkungsstärke des Anästhetikums. Der MAC-Wert ist für jedes Anästhetikum und für verschiedene Tierarten unterschiedlich. Er ist unabhängig von der Art des Reizes, Geschlecht, Größe und Gewicht sowie der Narkosedauer, kann aber durch Faktoren wie Alter, Hypo-/Hyperthermie, Trächtigkeit, **circadianen Rhythmus** und Zugabe von Opioiden, Barbituraten und Lachgas verändert werden (ERHARDT, HABERSTROH und HENKE 2004).

Spezies	Isofluran-Konzentration für 1 MAC [%]	Literatur
Katze	1,2–1,9	HODGSON 1998; PLUMB 1999; STEFFEY 1996
Hund	1,28–1,39	STEFFEY 1996
	1,5	PLUMB 1999
Pferd	1,31	STEFFEY 1996; PLUMB 1999
	1,96	WHITEHAIR 1993
Schwein	1,55	TRANQUILLI 1986a
	1,75	TRANQUILLI 1986a
	1,45	TRANQUILLI 1986a; STEFFEY 1996
	2,04	STEFFEY 1996
Rind	1,27	CANTALÁPIEDRA 2001
Schaf	1,58	TRANQUILLI 1986a; CAROLL 1996; STEFFEY 1996
Ziege	1,5	CARROLL 1996
	1,63	CARROLL 1996
Meerschweinchen	1,15	SEIFEN 1989
Kaninchen	2,05	STEFFEY 1996
Hamster	1,62	VIVIEN 1997a
Maus	1,3–1,4	MAZZE et al. 1985
Gerbil	3,2	STRACK 2002
Ratte	1,38	STEFFEY 1996
Kakadu	1,44	POLLOCK 2001
Emu	1,115	POLLOCK 2001
Leguan	1,8–2,1	BARTER 2006; MOSLEY 2003

Tabelle 2: MAC-Werte für Isofluran für diverse Tierarten

Spezies	Sevofluran-Konzentration für 1 MAC [%]	Literatur
Katze	2,58	CLARKE 1999b; STEFFEY 1996
Hund	2,09–2,36	CLARKE 1999b; STEFFEY 1996
Pferd	2,31	CLARKE 1999b; PLUMB 1995; STEFFEY 1996
Schwein	1,97–2,66	CLARKE 1999b; STEFFEY 1996
Schaf	3,3	CLARKE 1999b; HALL 2001h
Ziege	2,7	CLARKE 1999b; HALL 2001h
Kaninchen	3,7	STEFFEY 1996
Hamster	2,31	VIVIEN 1999
Maus	1,9–2,3	STEFFEY 1996
Gerbil	5,2	STRACK 2002
Ratte	2,4–2,8	STEFFEY 1996
Huhn	2,21	NAGANOBU 2000
Leguan	3,1	BARTER 2006

Tabelle 3: MAC-Werte für Sevofluran für diverse Tierarten

3. Eigene Untersuchungen

3.1 Zielsetzung

Ziel der vorliegenden Arbeit ist der Vergleich der Wirkungen von Isofluran und Sevofluran in ihrer Anwendung bei der Inhalationsanästhesie Kleiner Lanzennasen.

Für Sevofluran soll zudem diejenige Konzentration im Atemgas ermittelt werden, bei der sich die Mehrheit der Tiere im Stadium der chirurgischen Toleranz (Stufe 2 des Anästhesiestadiums III) befindet. Auf eine sedative Prämedikation wurde verzichtet, um die Pharmakodynamik und klinische Wirkung des jeweiligen Anästhetikums nicht zu beeinflussen. Die Narkose-Einleitung findet in einer Ganzkörperkammer statt, die Narkose-Aufrechterhaltung über eine Nasenkammer.

In den Hauptversuchen werden die beiden Anästhetika in Hinblick auf ihre pharmakodynamische Wirkungen auf das Herz-Kreislauf-System, die Atmung, den Säure-Basen-Haushalt, die Thermoregulation und die Reflexaktivität miteinander verglichen. Zudem werden jeweils Einschlaf- und Aufwachzeiten dokumentiert.

Ein wichtiger Aspekt der hier vorliegenden Arbeit ist der Vergleich der Ergebnisse aus den über Tag beziehungsweise nachts durchgeführten Versuchsreihen mit Sevofluran. Hierbei wird besonders auf den Einfluss des circadianen Rhythmus auf die Narkose eingegangen werden.

Dieses Projekt wurde bei der Regierung von Oberbayern gemäß §8a des Deutschen Tierschutzgesetzes vom 25. 5. 1998 angezeigt und unter Aktenzeichen 211/2531.2-36/96 genehmigt.

3.2 Material & Methoden

3.2.1 Versuchstiere und Haltungsbedingungen

Insgesamt 18 Individuen der Art Kleine Lanzennase *(Phyllostomus discolor)* wurden als Versuchstiere eingesetzt. Davon sind vier Tiere Männchen und 14 Weibchen.

Das Durchschnittsgewicht liegt zwischen 30 und 54 g.

Alle Tiere entstammen einer Zuchtpopulation der LMU München, Abteilung Neurobiologie. Die ursprünglichen Gründertiere stammen aus Costa Rica, die im Versuch verwendeten Tiere waren alles deutsche Nachzuchten.

Die Lanzennasen werden in einem klimatisierten Volierensystem im Kellergeschoß des Instituts in Haremsgruppen von insgesamt 88 Tieren (29 Männchen, 59 Weibchen; Stand 2008) gehalten. Die Raumtemperatur beträgt 28 °C, die relative Luftfeuchte 65–70 %. Der natürliche Tag-Nacht-Rhythmus wird durch ein automatisches Lichtprogramm simuliert. Tag- und Nachtlänge betragen jeweils 12 Stunden. Das Futter besteht aus einer Mischung verschiedener klein geschnittener frischer Früchte (Bananen, Mango, Honigmelone, Äpfel). Die Obstmischung wird mit Milchpulver (Milumil Folgemilch) versetzt, um den Proteingehalt der Nahrung zu verbessern. Mittwochs wird zusätzlich ein kleiner Behälter mit Mehlwürmern angeboten. Am Wochenende werden die Tiere samstags mit einer für zwei Tage ausreichenden Menge an Mehlwürmern gefüttert. Zur Beschäftigung stehen den Tieren diverse Klettermöglichkeiten und ausreichend Flugraum zu Verfügung.

Generell werden die Tiere in Zweiergruppen in den jeweiligen Versuchen eingesetzt. Dabei wird darauf geachtet, dass zwischen aktuellem und kommendem Versuch der jeweiligen Zweiergruppe mindestens zwei bis drei Wochen Erholungszeit liegen.

3.2.2 Ausrüstung zur Einleitung und Aufrechterhaltung der Anästhesie

3.2.2.1 Narkosegerät

Verwendet wird ein Kleintierinhalationsgerät der Marke „Matrx" der Fa. Völker GmbH, Kaltenkirchen. Dabei handelt es sich um ein halbgeschlossenes Kreissystem, dem zwei jeweils für Iso- und Sevofluran substanzspezifische Präzisionsverdampfer des Typs Vapor 19.3 der Fa. Dräger AG, Lübeck, vorgeschaltet sind. Die Einstellung auf das jeweilige Inhalationsgas ist durch einen einfachen Kipphebel möglich.

Als alleiniges Trägergas kommt Sauerstoff zur Verwendung. Dieses entstammt über einen mit einem Druckminderer ausgestatteten Wandanschluss einer zentralen Gasversorgungsanlage. Der Sauerstoffeinstrom wird durch ein Flowmeter bis zu einer Untergrenze von 0,1 l/min geregelt. Ein Ventilator der Narkosegebläseeinheit Typ 2350, Fa. GW-Elektronik GmbH, München, sowie ein Atemreservoir sind zudem in das Kreissystem integriert. CO_2 wird mittels Atemkalk gebunden.

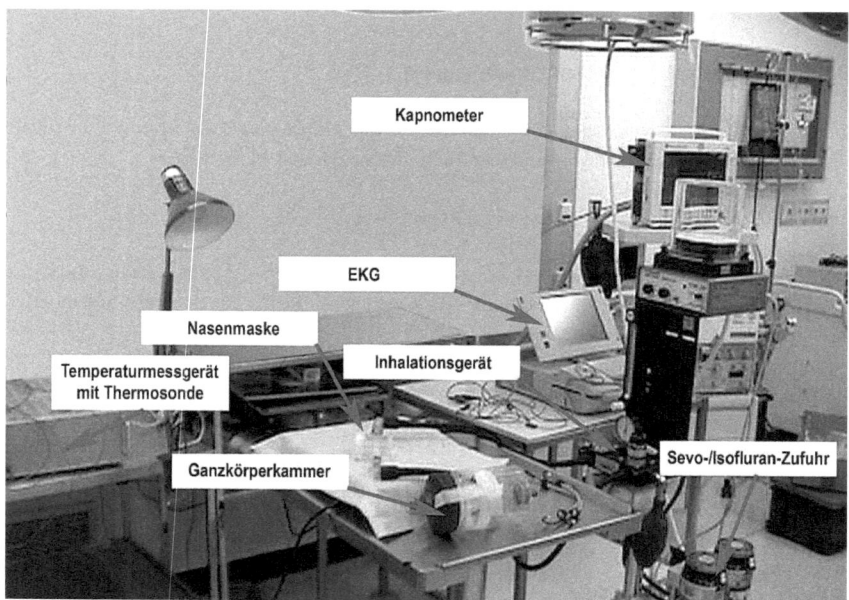

Abbildung 3: Übersicht Versuchsstation

3.2.2.2 Ganzkörperkammer

Für die Narkose-Einleitung wird eine Ganzkörperkammer verwendet. Dabei handelt es sich um eine 2 L SNAPWARE Trockenvorrats-Dose (135 x 135 mm) der Firma Emsa, die von der feinmechanischen Werkstatt des Klinikums rechts der Isar modifiziert wurde (**s. Abbildung 4**). Dazu wurden jeweils in die Mitte von Deckel und Boden Konnektoren (Länge 40 mm, Außendurchmesser 15 mm, Innendurchmesser 10 mm) zur Adaptation an gängige Narkoseschlauchsysteme eingesetzt.

Vor Beginn der Narkose wird die Fledermaus in ihrem Transportbehälter gewogen. Das auf einer Waage der Marke Kern 440-45N ermittelte Tiergewicht wird unter Abzug des Gewichts des Transportbehälters ermittelt. Zur Narkoseeinleitung wird die Ganzkörperkammer via Narkoseschläuche mit dem Kreissystem verbunden. Das System wird bis zum Erreichen einer konstanten Konzentration von 4 Vol.-% Isofluran bzw. 6 Vol.-% Sevofluran vorgeflutet.

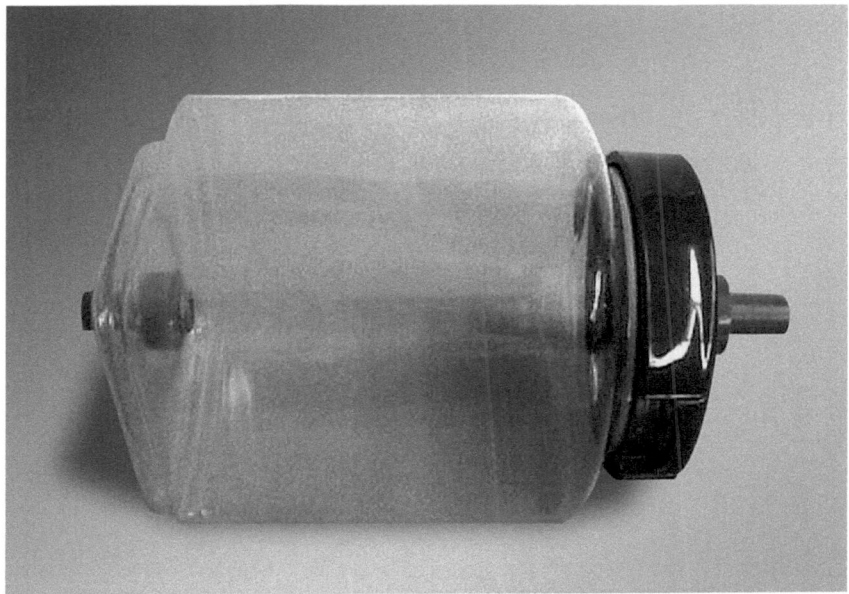

Abbildung 4: Ganzkörperkammer

3.2.2.3 Nasenkammer

Nach Erlöschen des Stellreflexes wird die Fledermaus aus der Ganzkörperkammer entnommen und zur weiteren Narkoseaufrechterhaltung in eine Nasenkammer umgesetzt (**s. Abbildung 5**). Diese Nasenkammer ist eine Spezialanfertigung der feinmechanischen Werkstatt des Klinikums rechts der Isar (modifiziert nach GINDER 2000). Es handelt sich dabei um einen 3 mm starken Plexiglaszylinder mit einer Länge von 52 mm, der an einem Ende mit einem 3 mm dicken Boden verschlossen ist. An den Seiten sind einander gegenüberliegend die Konnektoren für die Narkoseschläuche (Länge 19 mm, Außendurchmesser 15 mm, Innendurchmesser 10 mm) angebracht.

Die offene Seite des Zylinders wird mit einer aus einem OP-Handschuh gefertigten Membran überzogen. In den darin mittig eingeritzten Schlitz wird die Nase der Fledermaus positioniert.

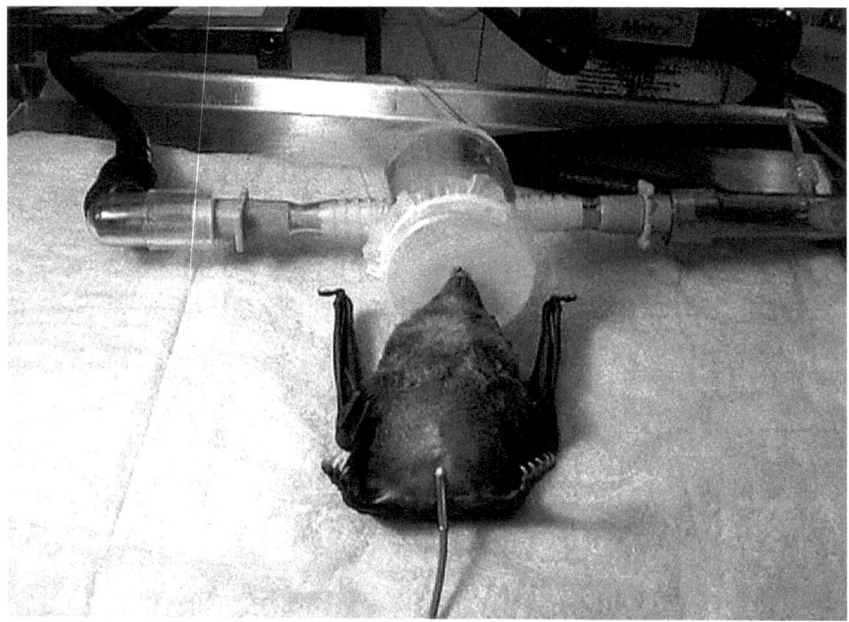

Abbildung 5: Nasenkammer in Anwendung

3.2.3 Anästhetika und Medikamente

Die zur Narkose-Einleitung und -Fortführung verwendeten Anästhetika sind Tabelle 4 zu entnehmen:

Wirkstoff	Handelsname	Hersteller	Darreichungs-form	Konzentration
Isofluran	Forene®	Fa. Abbott	Glasflasche zu 250 ml	100 % flüssiges Isofluran
Sevofluran	Sevorane®	Fa. Abbott	Glasflasche zu 250 ml	100 % flüssiges Sevofluran

Tabelle 4: Angewandte Anästhetika

Des Weiteren wird gegen die Austrocknung der Augenoberfläche die Augensalbe AN Bepanthen, Fa. Hoffmann-La Roche AG, Basel, verwendet.

3.2.4 Messparameter und Messgeräte

3.2.4.1 Reflexe

Stellreflex

Der Stellreflex dient der Beurteilung der Einschlaf- und Aufwachzeit. Sein Verlust stellt das Ende der Einschlafzeit, sein Wiedererlangen das Ende der Aufwachzeit dar. Er gilt als erloschen, wenn das Tier eine unphysiologische Stellung nicht mehr spontan korrigiert. Die Zeit vom Einsetzen des Tiers in die Ganzkörperkammer bis zum Erlöschen des Stellreflexes (geprüft durch geringgradige Kammerdrehung) wird als Einschlafzeit definiert.

Fußrückziehreflex

Der Bereich zwischen der zweiten und dritten Zehe der Hinterextremitäten wird mit einer Mosquitoklemme komprimiert und diese bis zur ersten Arretierung zusammengepresst. Die Reflexantwort gilt als positiv, wenn das Tier mit einem Zucken oder Zurückziehen des Beines reagiert.

Abwehr-/Schmerzreflex

Dem Versuchstier wird in Nachahmung einer EKG-Anlegung mit den ableitenden Metallkanülen subkutan in den Oberkörperbereich kurz eingestochen. Der Reflex gilt als vorhanden, wenn das Tier darauf mit Zucken oder einer Abwehrbewegung reagiert.

3.2.4.2 Atemfrequenz

Die Atemfrequenz wird alle zwei Minuten registriert. Dazu werden die Atembewegungen 30 Sekunden lang ausgezählt und mit zwei multipliziert.

3.2.4.3 Rektale Körpertemperatur

Während des gesamten Versuchs wird eine vorher in Vaseline getauchte Thermosonde der Hugo Sachs Elektronik-Harvard Apparatus GmbH, March-Hugstetten rektal platziert und die Temperatur in °C alle zwei Minuten auf einem Messprotokoll festgehalten.

3.2.4.4 Messung der arteriellen/venösen Blutgase und des Säure-Basen-Status

Aus der Vena cephalica am Rande des Patagiums werden 0,1 ml Blut in der 20., 30. und 40. Minute nach Anästhesieeinleitung mithilfe eines heparinisierten Micro-Hämatokritröhrchens entnommen und dem Blutgasanalysegerät (1306 Blood Gas Analyzer ®, Fa. Instrumentation Laboratory Company, Lexington, USA) zugeführt. Dabei ist zu beachten, dass aus oben genannten anatomischen Besonderheiten (Anastomosen) mitunter eine klare Abgrenzung von arteriellem und venösem Blut nicht gewährleistet werden kann. Gemessen werden arterieller Sauerstoffpartialdruck (PaO$_2$ in mmHg), arterieller Kohlendioxidpartialdruck (PaCO$_2$ in mmHg) und arterieller pH (-log c(H+)). Berechnet werden Standardbikarbonat (HCO$_3$– in mmol/l), Gesamt-CO$_2$ (TCO$_2$ in mmol/l), effektive Basenabweichung im Extrazellularraum (BEecf in mmol/l) und Blut (Beb in mmol/l), Standardbikarbonat (SBC in mmol/l) und Sauerstoffsättigung (SO$_2$ in %).

Der **arterielle Sauerstoffpartialdruck** oder **paO$_2$** [mmHg] ist ein Parameter zur Beurteilung der Sauerstoffaufnahme. Er beeinflusst den O$_2$-Transport im arteriellen Blut und zeigt den Zustand der Oxygenierung des Körpers an.

Der basierend auf Literaturangaben als Vergleichswert herangezogene Mittelwert beträgt 75–100 mmHg.

Der **arterielle Kohlendioxidpartialdruck** oder **pCO$_2$** [mmHg] kann als Beurteilungskriterium ob der Suffizienz der Ventilation verwendet werden. Es kann so unterschieden werden, ob ein Problem respiratorischer Art, das primär auf die Beatmung zurückzuführen ist, vorliegt, oder ob ein Problem seine Ursache in der unzureichenden Oxygenierung des Organismus hat. Der in der Literatur ermittelte Normalwert (BOGGS 1999) für Kleine Lanzennasen liegt zwischen 19,6 und 33,8 mmHg.

Der **arterielle pH-Wert** dient als Maß des Gesamt-Säure-Basen-Status des arteriellen Blutes.
Der physiologische arterielle pH-Wert liegt nach BOGGS (1999) bei ca. 7,4 [-log] bei Kleinen Blattnasen.

Der **Standardbikarbonat** oder **HCO$_3$–** [mmol/l] entspricht der Bikarbonat-Konzentration des Blutplasmas bei einer Körpertemperatur von etwa 37 °C, einem CO$_2$-Partialdruck von 40 mmHg und einer 100%ige O$_2$-Sättigung. Der in der Literatur (BOGGS 1999) genannte physiologische Bereich für Kleine Lanzennasen liegt zwischen 13,4 und 16,6 mmol/l.

Die **Basenabweichung** oder **Base Excess (BE)** [mmol/l] entspricht der Abweichung der Pufferbasen vom Normalwert unter Standardbedingungen. Angaben über physiologische Werte bei der untersuchten Art sind der Literatur nicht zu entnehmen.

Die **Sauerstoffsättigung** oder **sO$_2$** [%] gibt Auskunft über die prozentuale Beladung des Hämoglobins mit Sauerstoff und erlaubt so Rückschlüsse auf die Suffizienz der Atmung

3.2.4.5 Herzfrequenzmessung mithilfe eines Elektrokardiogramms

Jeweils in der 15., 30. und 40. Minute wird ein EKG nach Einthoven unter Einstich 4,5 cm langer Metallkanülen angelegt. Auf Grundlage der vom Vitatron 9790c Programmer der Fa. Medtronic, Fridley, Minnesota, USA, ermittelten Werte wird die Herzfrequenz bestimmt.

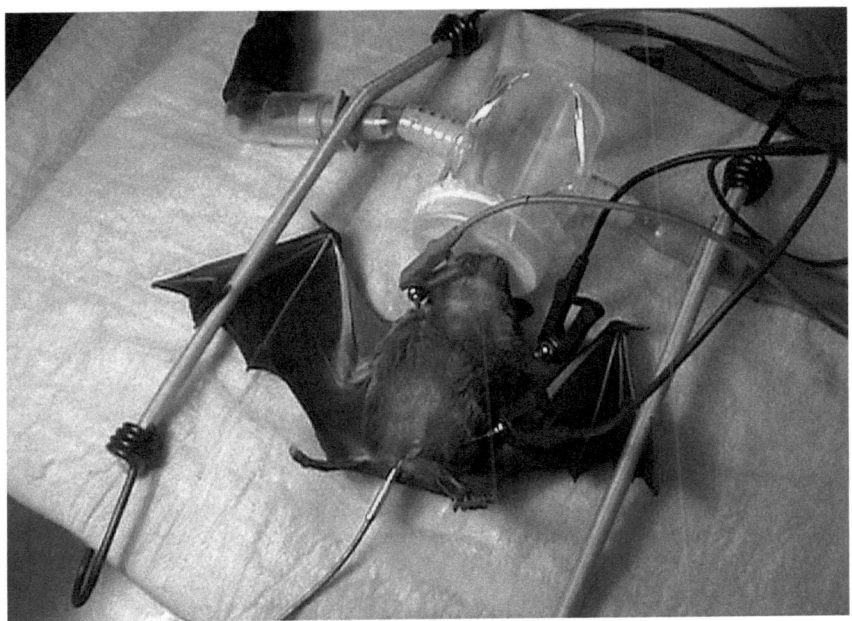

Abbildung 6: Instrumentierte Fledermaus

3.2.4.6 Messung der tatsächlichen Anästhetikumkonzentration

Mithilfe eines Atemgasanalysators der Fa. Datex und eines Adapters aus der Pädiatrie wird die tatsächlich in Ganzkörper- bzw. Kopfkammer vorherrschende Narkosegaskonzentration kontinuierlich gemessen, in Vol.-% angezeigt und dokumentiert.

3.2.5 Versuchsplan

Das Versuchsvorhaben ist in zwei Teilprojekte unterteilt: zum einen die Ermittlung des angenäherten MAC-Wertes für Sevofluran, zum anderen der Vergleich der ermittelten Werte (Einschlafzeit, Aufwachzeit, Atemfrequenz, Herzfrequenz, rektale Körpertemperatur, Blutgase, Säure-Basen-Status) für Iso- und Sevofluran. Darüber hinaus wird bei Sevofluran die Einflussnahme des Tag-Nacht-Rhythmus dokumentiert.

3.2.6 Versuchsverlauf

3.2.6.1 Versuchsvorbereitung

Die für die Narkosestudie vorgesehenen Tierpaare werden ca. 1,5 h vor Versuchsbeginn aus ihren Volieren in der Neurobiologie herausgenommen und in einen speziellen Transportkäfig gesetzt, der eine Trennung der beiden Tiere voneinander zulässt. Die Isofluran-Gruppe wird in einem Zeitraum von 9.00–14.00 Uhr, die Sevofluran-Gruppe in einem Zeitraum von 12.00–17.00 bzw. 20.00–22.30 Uhr untersucht, um durch das Lichtregime bedingte Unterschiede zu erfassen. Die Tiere werden dann zur Versuchseinrichtung unter Wahrung einer konstanten Umgebungstemperatur von 25–28 °C transportiert. Dort angekommen, erfolgt eine adspektorische Allgemeinuntersuchung zur Feststellung der Narkosetauglichkeit. Bereits vor Ankunft der Tiere wird die Versuchsanordnung komplet aufgebaut. Vor Beginn der Narkose wird das Körpergewicht des Tieres bestimmt. Dazu wird es im Transportbehälter auf eine Waage gesetzt und das vorher ermittelte Gewicht des Transportbehälters abgezogen.

Das System wird bis zum Erreichen einer konstanten Konzentration von 5 Vol.-% Isofluran bzw. 6 Vol.-% Sevofluran bei einem O_2-Flow von 1000 ml/min für ca. fünf Minuten vorgeflutet.

3.2.6.2 Durchführung der Anästhesie

Einleitung der Anästhesie

Die zufällig ausgewählte Fledermaus wird aus ihrem Transportbehälter entnommen und in die Ganzkörperkammer gesetzt. Die Narkosemittelzufuhr wird zuvor unterbrochen und Ventilator und O_2-Flow auf null gestellt.

Nach schnellstmöglichem Verschluss des Deckels werden Ventilator und Gaszufuhr wieder aufgedreht. Der Sauerstofffluss beträgt bei Iso- und Sevofluran 1000 ml/min.

Das Verhalten des Tieres wird nun bis zum Erlöschen des Stellreflexes dokumentiert. Letzterer wird durch leichte Drehung der Ganzkörperkammer kontrolliert. Ist keine Stellungskorrektur seitens der Fledermaus mehr feststellbar, wird die bis zu diesem Punkt vergangene Zeit als Einschlafzeit festgehalten und das Tier aus der Kammer genommen.

Aufrechterhaltung der Anästhesie

Die Ganzkörperkammer wird gegen die Nasenkammer ausgetauscht. Die Fledermaus wird in Rückenlage mit Maul und Nase in die Kopfkammer platziert. Zuvor wird eine Augensalbe auf beide Augen aufgetragen, um eine Austrocknung der Hornhaut zu verhindern. Unter dem Tier befindet sich eine Wärmeplatte des Typs 13501 (Fa. MEDAX GmbH & Co. KG, Kiel) eingestellt auf 39 °C. Die Verdampfereinstellung wird bis zur Erreichung der jeweils gewünschten Konzentration des Narkosegases verändert. Die Konzentration des Inhalationsanästhetikums zur Aufrechterhaltung der Narkose entspricht ca. 3 Vol.-% bei Isofluran und 4–4,5 Vol.-% bei Sevofluran (in Ausnahmefällen bei sehr unruhigen Tieren bis 4,8 Vol.-%).

3.2.6.3 Durchführung der Sevofluran-MAC-Wert-Bestimmung

Die MAC-Wert-Bestimmung wird an 6 weiblichen Kleinen Lanzennasen durchgeführt. Zweck dieser Versuche ist die annäherungsweise Bestimmung des MAC-Wertes für Sevofluran bei Kleinen Lanzennasen. Dabei soll die Narkosegaskonzentration bestimmt werden, ab der

50 % der Tiere einen vorher festgelegten Reflex, bedingt durch einen externen schmerzhaften Stimulus, zeigen. In der Versuchsreihe handelt es sich dabei um den Fußrückzieh- und den Abwehr-/Schmerzreflex.

Die Narkoseeinleitung und der Beginn der Erhaltung erfolgen mit 6 Vol.-% Sevofluran in 1000 ml/min Sauerstoff.

Im Abstand von zwei Minuten wird die Konzentration des Narkosegases um 0,5 % so lange reduziert, bis eine positive Reflexreaktion festgestellt wird. Die den jeweiligen Reflex auslösenden Stimuli werden parallel in einem Fünf-Minuten-Rhythmus zugeführt. Beide Reflexe sollten auslösbar sein.

Es wird die Zeit und die Sevofluran-Konzentration beim ersten Auftreten einer Reaktion auf den Reiz und beim schlussendlichen Aufwachen protokolliert.

Da nicht alle Tiere die gleiche Anzahl an Korrekturen der Narkosegaskonzentration benötigen, kam es in Hinblick auf die Versuchsdauer zu unterschiedlichen Verlaufszeiten.

3.2.6.4 Durchführung der Vergleichsuntersuchung Isofluran und Sevofluran

Die Vergleichsuntersuchungen werden an 18 Tieren, d. h. 9 Tieren für die Gruppe Isofluran und 9 Tieren für die Gruppe Sevofluran, durchgeführt.

Als weitere Geräte werden ein Blutgasanalysegerät (Synthesis 10, Fa. Instrumentation Laboratory Company, Lexington, USA) und ein EKG-Gerät (Vitatron 9790c Programmer, Fa. Medtronic Inc., Fridley, USA) verwendet.

Narkose-Einleitung und -Aufrechterhaltung erfolgen bei den invasiven Versuchen wie bereits beschrieben. Die Tiere werden bei 3 Vol.-% Isofluran bzw. 4,5–4,8 Vol.-% Sevofluran in 1000 ml/min Sauerstoffffluss über einen Zeitraum von durchschnittlich 50 Minuten in Narkose gehalten. Diese Konzentrationen wurden in Hinblick auf eine möglichst stabile und ruhige Lage der Tiere unter Narkose gewählt. In Abstand von 15 Minuten werden aus der Vena cephalica unter Verwendung eines modifizierten Micro-Hämatokritröhrchens ca. 0,07–0,1 ml Blut entnommen und dem Blutgasanalysgerät zugeführt. Im Abstand von 20 Minuten wird ein EKG nach Einthoven zur Ermittlung der Herzfrequenz angelegt.

Die übliche Bestimmung von Atemfrequenz und Körpertemperatur erfolgt von Narkosebeginn an alle zwei Minuten.

Sobald die Fledermaus ihren Stellreflex wiedererlangt hat, wird sie in den Transportkäfig zurückgesetzt.

Die Zeit von Beendung der Narkosegaszufuhr bis zum völligen Wiedererlangen des Stellreflexes wird als Aufwachzeit notiert.

3.2.6.5 Durchführung der Vergleichsuntersuchung Sevofluran (Tag/Nacht)

Die Untersuchungen bezüglich Einflussnahme des circadianen Rhythmus auf die Sevofluran-Narkose werden an insgesamt sechs Tieren durchgeführt. Diese sechs Tiere sind Teil der oben genannten Sevofluran-Gruppe.

Narkose-Einleitung und -Aufrechterhaltung sowie Blutentnahme und -untersuchung sowie Bestimmung der Atem-/Herzfrequenz und Körpertemperatur erfolgen wie bereits beschrieben.

3.3 Rechnerische Auswertung und Ergebnisdokumentation

Die hier angewandte Statistik ist als deskriptiv-explorativ und als nicht konfirmativ zu verstehen. Die rechnerische Auswertung erfolgt mit dem Statistikprogramm SAS V.9.2 (Statistic Analysis System).

In dieser Statistik werden für jeden Parameter (Einschlafzeit, Aufwachzeit, Atemfrequenz, rektale Körpertemperatur, Blutgase, Säure-Basen-Status) Mittelwert (Mean), Median, Minimal- (min) und Maximalwert (max) angegeben.

Die Ergebnisse werden verbal und deskriptiv in Tabellenform beschrieben.

Zur Erstellung der Grafiken wird das Tabellenkalkulationsprogramm Microsoft Excel für Windows XP verwendet.

Um den zeitlichen Ablauf besser zu dokumentieren, werden kontinuierlich gemessene Daten von Untersuchungsparameter wie Atemfrequenz und Körpertemperatur in Zehn-Minuten-Intervallen eingeteilt.

3.4 Ergebnisse

In dem gesamten Versuchszeitraum trat kein mit der Anästhesie zusammenhängender Todesfall auf. Alle Tiere erwachten ohne Probleme aus der Narkose und zeigten in der Folgezeit keine pathologischen Veränderungen.

3.4.1 Bestimmung des Sevofluran-MAC-Wertes

Während der Narkose war in drei Fällen kurzfristig eine unregelmäßige Atemfrequenz feststellbar, die sich aber von selbst stabilisierte. Der Aufwachvorgang verlief problemlos. Ein Tier zeigte in einem Fall eine deutlich verlängerte Aufwachzeit.

Wie den beigefügten Grafiken/Tabellen zu entnehmen ist, waren deutliche individuelle Unterschiede hinsichtlich des erstmaligen Auftretens einer Reaktion auf den zugeführten Reiz und in Bezug auf das Aufwachen festzustellen, sowohl was den Vergleich der Tiere untereinander als auch den Vergleich zwischen den einzelnen Versuchen angeht. Besonders gravierend aber ist der Unterschied zwischen Tag- und Nachtversuch.

Der angenäherte MAC-Wert für Sevofluran bei Kleinen Lanzennasen liegt untertags bei knapp 1–1,3 % und in der Nacht bei 2–2,7 %. Die oben genannten individuellen Unterschiede sind dabei ebenfalls deutlich ausgeprägt: im Nachtversuch reagierte ein Tier bei 4,8 % auf die Reize, im Tagversuch zeigte ein anderes Tier bei 1 % eine eindeutige Reizantwort. Gewertet wurden nur Versuche, bei denen alle erforderlichen Versuchsparameter dokumentiert werden konnten.

	c (Reiz)					c (Aufwach)				
	N	Mean	Median	Min	Max	N	Mean	Median	Min	Max
Nacht	8	4.11	4.25	3.00	4.80	4	2.63	3.00	1.50	3.00
Tag	4	2.05	2.15	1.00	2.90	8	1.99	2.00	1.50	2.50

Tabelle 5: Konzentration (Sevofluran) & zeitliche Reaktion auf zugeführte Reize
N = Anzahl der Versuche
c (Reiz) = Konzentration von Sevofluran, bei der erstmals eine positive Reizantwort festgestellt wurde
c (Aufwach) = Konzentration von Sevofluran, bei der das Tier aufwachte

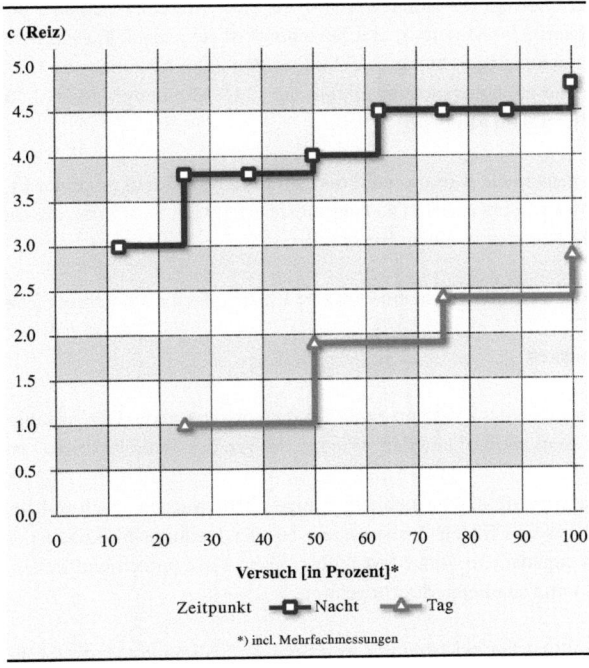

Abbildung 7: Vergleich MAC Tag und Nacht
x-Achse: Anzahl der Versuche
y-Achse: c (Reiz) = Konzentration von Sevofluran, bei der erstmals eine positive Reizantwort festgestellt wurde

3.4.2 Vergleichsuntersuchung Isofluran und Sevofluran (Tag und Nacht)

3.4.2.1 Einschlafzeit

Einschlafzeit **(in Minuten, siehe Tabellen 6 und 7)**

Als Einschlafzeit wird der Zeitraum zwischen dem Einsetzen des Versuchstiers in die Ganzkörperkammer bis zum Verlust des Stellreflexes definiert.

Nach Einsetzen in die Ganzkörperkammer sind unterschiedliche Reaktionen der Tiere zu beobachten. Einige reagieren hektisch und panisch und flattern wild herum; andere sind eher ruhig und sondieren die Umgebung. Häufig wird Harn und Kot abgesetzt. Eine Determinierung der Atemfrequenz entfällt, da diese zu hoch und ungleichmäßig ist. Allmählich verlangsamen sich die Bewegungen, bis die Tiere auf eine vorsichtige Drehung der Kammer nicht mehr mit einer Stellungskorrektur reagieren können und rudernd in der Seitenlage liegen bleiben. Ab diesen Zeitpunkt gilt die Einschlafzeit als beendet, und die Tiere werden in die Kopfkammer umgesetzt.

Die Einschlafzeit beträgt bei Isofluran im Mittel 2,02 Minuten (Median 2,00; Minimalwert 1,20, Maximalwert 3,00 Minuten). Bei Sevofluran ist sie je nach Tageszeit verschieden. Bei nächtlichen Untersuchungen beträgt sie 2,0 (Median 2,00; Minimalwert 1,50, Maximalwert 3,00 Minuten) und bei Untersuchungen untertags 2,69 Minuten (Median 2,50, Minimalwert 1,00, Maximalwert 6,00 Minuten).

Die schnellste gemessene Narkoseinduktion wird mit Sevofluran mit einer Einschlafzeit von einer Minute in der Nacht erzielt. Die langsamste erfolgt bei Sevoflurananwendung untertags mit bis zu sechs Minuten in einem Einzelfall.

Unter Sevofluran ist in der Nacht eine kürzere Einschlafzeit als untertags feststellbar.

3.4.2.2 Aufwachzeit

Unter Aufwachzeit ist der Zeitraum zwischen dem Narkoseende (Herausnahme des Versuchstiers aus der Nasenkammer) und dem Wiedererlangen des Stellreflexes zu verstehen.

Das Erwachen verläuft unterschiedlich. Einige Tiere wachen rasch auf, während andere erst allmählich zu sich finden. Insbesondere bei der Isofluran-Narkose ist des Öfteren das Erbrechen von angedautem Futter feststellbar. Viele Tiere putzen und lecken sich ausgiebig beim Erwachen und sondieren die Umgebung.

Die Aufwachzeit beträgt bei Isofluran im Mittel 4,22 Minuten (Median 4,00, Minimalwert 1,50, Maximalwert 10,00 Minuten). Bei Sevofluran ist sie je nach Tageszeit verschieden; bei nächtlichen Untersuchungen beträgt sie 3,49 (Median 4,00, Minimalwert 2,50, Maximalwert 5,50 Minuten), bei Untersuchungen untertags 6,75 Minuten (Median 5,75, Minimalwert 2,50, Maximalwert 16,00 Minuten).

Die kürzeste Aufwachzeit wird bei Isofluran mit 1,5 Minuten erzielt. Die längste erfolgte bei Sevofluran mit 16 Minuten in einem Einzelfall.

Es besteht ein Unterschied zwischen der Isofluran- und der Sevofluran-Gruppe. Besonders die Ergebnisse für die Sevofluran-Versuche am Tag und in der Nacht weichen deutlich voneinander ab.

TRT	Zeitpunkt	ID	Datum	AZ	EZ
ISOFLURAN		Tier 1	23.06.2004	3.0	2.0
ISOFLURAN		Tier 2	12.02.2004	2.5	3.0
ISOFLURAN		Tier 3	23.06.2004	1.5	2.0
ISOFLURAN		Tier 4	25.02.2004	10.0	1.2
ISOFLURAN		Tier 5	23.06.2004	4.0	2.0
ISOFLURAN		Tier 6	29.06.2004	5.0	1.5
ISOFLURAN		Tier 7	29.06.2004	4.0	2.0
ISOFLURAN		Tier 8	12.02.2004	4.0	3.0
ISOFLURAN		Tier 9	23.06.2004	4.0	1.5
SEVOFLURAN	Nacht	Tier 2	20.10.2006	2.5	2.0
SEVOFLURAN	Nacht	Tier 3	27.10.2006	3.0	1.5
SEVOFLURAN	Nacht	Tier 4	03.11.2006	5.0	2.0
SEVOFLURAN	Nacht	Tier 5	27.10.2006	2.5	2.0
SEVOFLURAN	Nacht	Tier 5	02.03.2007	5.5	2.0
SEVOFLURAN	Nacht	Tier 6	03.11.2006	4.5	2.0
SEVOFLURAN	Nacht	Tier 6	02.03.2007	3.5	3.0
SEVOFLURAN	Nacht	Tier 7	20.10.2006	5.0	1.5
SEVOFLURAN	Tag	Tier 2	13.09.2006	2.5	1.5
SEVOFLURAN	Tag	Tier 3	15.12.2006	5.0	6.0
SEVOFLURAN	Tag	Tier 4	21.09.2006	10.0	2.0
SEVOFLURAN	Tag	Tier 5	21.09.2006	7.0	2.5
SEVOFLURAN	Tag	Tier 5	15.12.2006	6.5	3.0
SEVOFLURAN	Tag	Tier 6	21.09.2006	3.0	2.5
SEVOFLURAN	Tag	Tier 8	16.03.2007	4.0	1.0
SEVOFLURAN	Tag	Tier 9	16.03.2007	16.0	3.0

Tabelle 6 : Einschlaf- und Aufwachzeiten aller Einzeltiere mit Isofluran und Sevofluran

AZ = Aufwachzeit
EZ = Einschlafzeit

		AZ				EZ			
		N	MEAN	MEDIAN	MIN	MAX	N	MEAN	MEDIAN	MIN	MAX
ISOFLURAN		9	4.22	4.00	1.50	10.00	9	2.02	2.00	1.20	3.00
SEVOFLURAN	Nacht	8	3.94	4.00	2.50	5.50	8	2.00	2.00	1.50	3.00
	Tag	8	6.75	5.75	2.50	16.00	8	2.69	2.50	1.00	6.00

Tabelle 7: Mittelwerte für Einschlaf -und Aufwachzeiten Isofluran/Sevofluran
N: Anzahl der Messwerte | Mean: Mittelwert | Median: Mittlerer Wert | Min: Minimalwert | Max: Maximalwert

3.4.2.3 Atemfrequenz

Die Auszählung der Atemfrequenz erfolgt alle 2 Minuten, beginnend ab Einsetzen in die Kopfkammer. Die Ermittlung von Wachwerten ist nicht möglich. Vergleicht man die Entwicklung der Atemfrequenz während der Narkose in Zehn-Minuten-Schritten, so ist bis auf wenige Ausnahmen ein allmählicher Anstieg im Verlauf der Narkose erkennbar. Dabei ist der Anstieg der Atemfrequenz bei Isofluran im Mittel höher als bei Sevofluran, sowohl was Tag- als auch Nachtversuche angeht. Die Atemfrequenz ist unter Sevofluran-Anwendung untertags niedriger als in der Nacht.

Die niedrigste Atemfrequenz wird bei Isofluran bei einem Tagversuch im Zeitintervall 30. bis 62. Minute mit 32 AZ/min ermittelt, die höchste (208 AZ/min) bei Sevofluran im Nachtversuch im selben Zeitintervall.

			Intervall													
			[01–10]					[11–30]					[30–62]			
			N	MEAN	MEDIAN	MIN	MAX	N	MEAN	MEDIAN	MIN	MAX	N	MEAN	MEDIAN	MIN	MAX
ISOFLURAN		Tier 1	1	64.00	64.00	64.00	64.00	4	83.00	82.00	80.00	88.00	10	113.60	108.00	88.00	160.00
		Tier 2	4	62.00	64.00	40.00	80.00	2	60.00	60.00	52.00	68.00	9	80.44	60.00	52.00	168.00
		Tier 3	3	62.67	64.00	60.00	64.00	8	87.00	84.00	56.00	120.00	5	105.60	104.00	92.00	128.00
		Tier 4	3	84.00	84.00	48.00	120.00	6	71.33	72.00	60.00	80.00	11	71.27	68.00	60.00	100.00
		Tier 5	2	72.00	72.00	68.00	76.00	4	75.00	72.00	60.00	88.00	11	63.64	64.00	32.00	88.00
		Tier 6	3	86.67	88.00	80.00	92.00	2	82.00	82.00	76.00	88.00	10	106.00	104.00	88.00	120.00
		Tier 7	3	70.67	68.00	64.00	80.00	5	75.20	68.00	60.00	96.00	13	82.15	84.00	68.00	92.00
		Tier 8	2	96.00	96.00	96.00	96.00	4	115.00	108.00	96.00	148.00	1	141.00	141.00	141.00	141.00
		Tier 9	1	64.00	64.00	64.00	64.00	9	63.56	64.00	56.00	68.00	13	76.92	76.00	64.00	96.00
SEVOFLURAN	Nacht	Tier 2	3	78.67	76.00	72.00	88.00	8	77.00	78.00	68.00	84.00	9	103.50	88.00	80.00	208.00
		Tier 3	7	82.29	84.00	72.00	92.00	10	87.20	88.00	80.00	96.00	8	85.50	88.00	80.00	88.00
		Tier 4	4	83.00	84.00	76.00	88.00	9	90.67	92.00	80.00	96.00	9	92.00	88.00	80.00	116.00
		Tier 5	16	84.75	84.00	64.00	124.00	20	93.60	92.00	72.00	124.00	14	90.86	84.00	80.00	116.00
		Tier 6	13	79.38	72.00	64.00	124.00	20	87.60	84.00	60.00	124.00	15	87.47	84.00	64.00	116.00
		Tier 7	4	80.00	80.00	72.00	88.00	8	83.50	80.00	80.00	104.00	9	77.78	76.00	72.00	88.00
	Tag	Tier 1	2	78.00	78.00	68.00	88.00	4	77.00	76.00	72.00	84.00	2	78.00	78.00	72.00	84.00
		Tier 2	1	52.00	52.00	52.00	52.00	4	47.00	46.00	40.00	56.00	3	58.67	56.00	48.00	72.00
		Tier 3	10	70.40	68.00	52.00	100.00	18	77.78	80.00	52.00	108.00	15	80.53	64.00	60.00	108.00
		Tier 4	8	56.50	56.00	52.00	60.00	10	62.80	64.00	52.00	68.00	10	69.60	68.00	52.00	100.00
		Tier 5	13	68.62	60.00	40.00	100.00	16	65.50	64.00	48.00	80.00	15	60.80	64.00	48.00	80.00
		Tier 6	13	67.08	68.00	56.00	80.00	10	67.20	68.00	60.00	80.00	0	–	–	–	–
		Tier 8	7	90.29	88.00	80.00	104.00	8	94.50	94.00	88.00	104.00	5	97.60	96.00	84.00	108.00
		Tier 9	6	83.33	80.00	68.00	100.00	9	92.89	96.00	88.00	96.00	10	95.20	96.00	88.00	104.00

Tabelle 8: Mittelwerte für Atemfrequenz [Atemzüge/min] im Zeitverlauf
N: Anzahl der Messwerte | Mean: Mittelwert | Median: Zentralwert | Min: Minimalwert | Max: Maximalwert

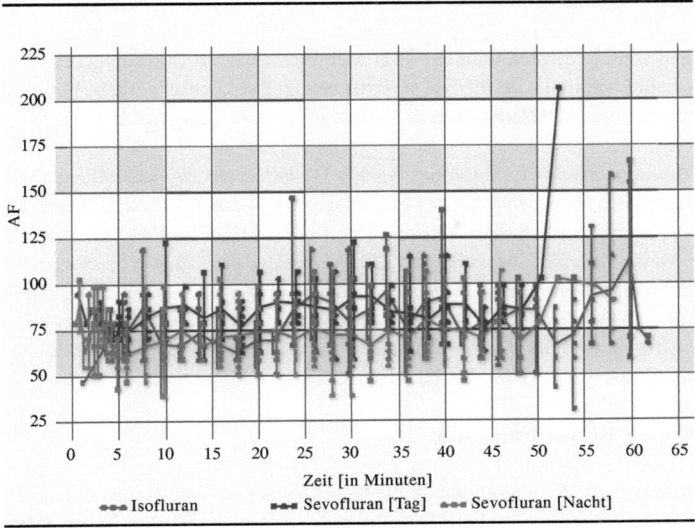

Abbildung 8: Atemfrequenz [Atemzüge/min] Grafik

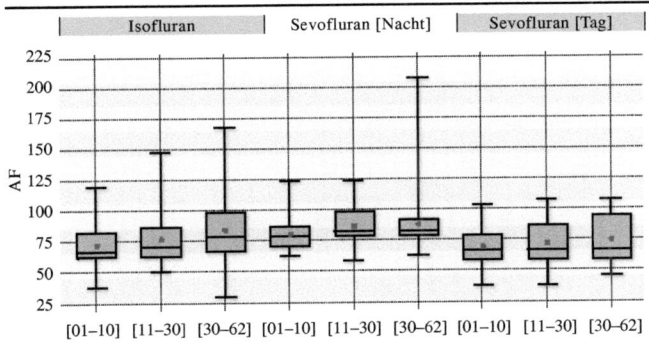

	[01–10]	[11–30]	[30–62]	[01–10]	[11–30]	[30–62]	[01–10]	[11–30]	[30–62]
N	22	44	83	47	75	64	60	79	60
Mean	73.82	78.45	86.04	81.96	87.95	89.50	71.95	73.87	76.47
Std Dev	17.791	20.455	25.227	12.054	14.770	19.589	16.179	16.872	19.021
Min	40.00	52.00	32.00	64.00	60.00	64.00	40.00	40.00	48.00
Max	120.00	148.00	168.00	124.00	124.00	208.00	104.00	108.00	108.00

Abbildung 9: Atemfrequenz [Atemzüge/min] Mittelwerte

N: Anzahl der Messwerte | Mean: Mittelwert | Std Dev: Standardabweichung | Min: Minimalwert | Max: Maximalwert

3.4.2.4 Herzfrequenz

Im Abstand von 20 Minuten wird ein EKG nach Einthoven zur Ermittlung der Herzfrequenz angelegt. Laut Literatur (JÜRGENS et al. 1981) beträgt die durchschnittliche Herzfrequenz der Kleinen Lanzennase 600 Herzschläge pro Minute.

Der für Isofluran errechnete Mittelwert beträgt 531,09 Herzschläge pro Minute (Median 600, Minimalwert 330, Maximalwert 720 Herzschläge pro Minute). Die Mittelwerte bei den Sevofluran-Versuchen liegen bei den Versuchen am Tag bei 502,25 Herzschlägen pro Minute (Median 495, Minimalwert 375, Maximalwert 750 Herzschläge pro Minute), bei den nächtlichen bei 550,38 Herzschlägen pro Minute (Median 500, Minimalwert 375, Maximalwert 750 Herzschläge pro Minute). Der niedrigste aller ermittelten Werte ist 330 Herzschläge pro Minute in der Isofluran-Gruppe, der höchste aller ermittelten Werte ist 750 Herzschläge pro Minute in beiden Sevofluran-Gruppen, sowohl in der Tag-Gruppe, als auch in der Nacht-Gruppe.

3.4.2.5 Rektale Körpertemperatur

Die Tiere werden ab der Umsetzung in die Kopfkammer auf eine Heizmatte mit einer Temperatur von 39 °C gelegt. Die Flügel werden möglichst angewinkelt, um den Wärmeverlust zu minimieren. Eine Thermosonde wird rektal eingeführt und befestigt.

Sowohl bei den Isofluran- als auch den Sevofluran-Versuchen ist trotz externer Wärmezufuhr ein geringgradiger Abfall der Körpertemperatur während der Narkose feststellbar, der sich gegen Ende wieder stabilisiert. Am drastischsten ist dieser Abfall bei Isofluran im Zeitintervall 11. bis 30. Minute (von 38,5 auf 37,46 °C).

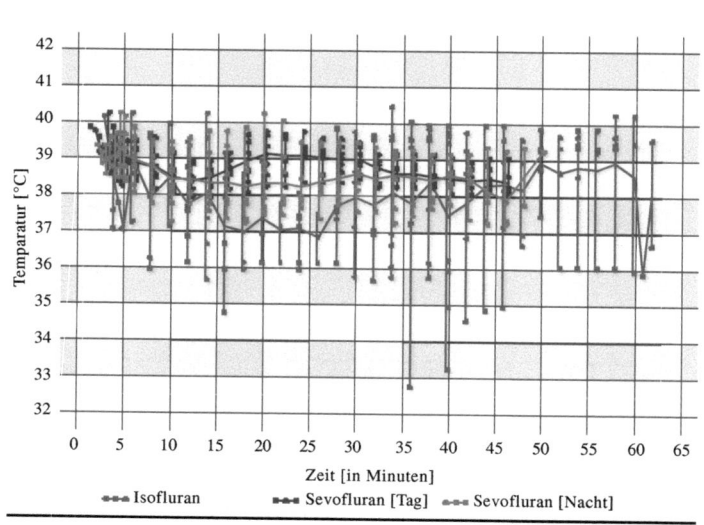

Abbildung 10: Körpertemperatur [°C] Grafik

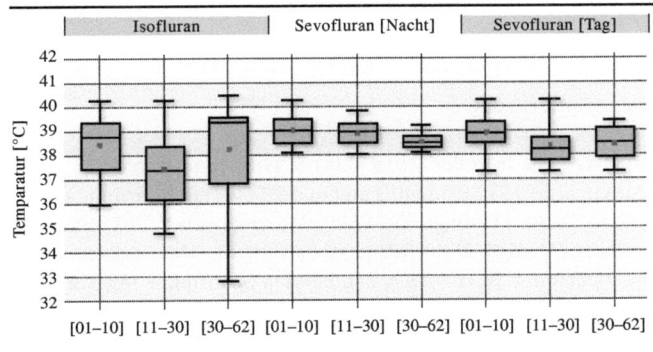

Abbildung 11: Körpertemperatur [°C] Mittelwerte

N: Anzahl der Messwerte | Mean: Mittelwert | Std Dev: Standardabweichung | Min: Minimalwert | Max: Maximalwert

3.4.2.6 Arterieller Sauerstoffpartialdruck

Unter Isofluran liegt der Mittelwert bei 244,58 mmHg (Median 303,4, Minimalwert 84,00, Maximalwert 405,2 mmHg). Unter Sevofluran liegt der arterielle Sauerstoffpartialdruck bei 234,23 (tagsüber) bzw. 312,86 mmHg (nachts).

3.4.2.7 Arterieller Kohlendioxidpartialdruck

Der pCO_2 Mittelwert beträgt für Isofluran 35,98 mmHg (Median 33,70, Minimalwert 32,70, Maximalwert 40,20 mmHg), für Sevofluran 40,57 mmHg (nachts) (Median 40,70, Minimalwert 34,30, Maximalwert 46,50 mmHg) bzw. 40,43 mmHg (am Tag) (Median 40,90, Minimalwert 28,20, Maximalwert 53,10 mmHg).

Der tiefste gemessene Wert ist unter Sevofluran (am Tag) bei 28,2 mmHg, der höchste, ebenfalls unter Sevofluran am Tag gemessen, bei 53,1 mmHg.

3.4.2.8 Arterieller pH-Wert

Die in der Isofluran-Gruppe gemessenen Werte liegen mit 7,35 pH (Median 7,35, Minimalwert 7,29, Maximalwert 7,38 pH) knapp über denen der Sevofluran-Gruppe mit 7,32 pH (nachts: Median 7,33, Minimalwert 7,24, Maximalwert 7,42 pH; tagsüber Median 7,31, Minimalwert 7,19, Maximalwert 7,39 pH).

Der niedrigste pH-Wert wird bei einem Einzeltier im Sevofluran-Tag-Versuch mit 7,19 ermittelt. Der höchste liegt bei 7,42 bei einem Sevofluran-Nacht-Versuch.

3.4.2.9 Standardbikarbonat

In der Isofluran-Gruppe liegt der Mittelwert bei 19,16 mmol/l (Median 18,70, Minimalwert 17,90, Maximalwert 21,30 mmol/l) und in der Sevofluran-Gruppe bei 21,07 mmol/l (nachts) (Median 20,90, Minimalwert 19,90, Maximalwert 23,20 mmol/l) bzw. 20,92 mmol/l (tagsüber) (Median 21,40, Minimalwert 10,90, Maximalwert 24,60 mmol/l). Höchster und niedrigster Wert finden sich bei den Sevofluran-Tag-Versuchen mit 10,9 bzw. 24,6 mmol/l.

3.4.2.10 Basenabweichung

Bei der Isofluran-Gruppe liegt der Mittelwert bei –6,54 mmol/l (Median –7,40, Minimalwert –7,90, Maximalwert –4,40 mmol/l), bei der Sevofluran-Gruppe bei –5,23 mmol/l (nachts) (Median –5,75, Minimalwert –7,70, Maximalwert –1,50 mmol/l) bzw. –5,43 mmol/l (tagsüber) (Median –7,70, Minimalwert –17,60, Maximalwert –0,70 mmol/l).

Höchster und niedrigster Wert finden sich bei der Sevofluran-Tag-Gruppe mit –17,6 bzw. –0,7 mmol/l.

3.4.2.11 Sauerstoffsättigung

Die durchschnittliche Sauerstoffsättigung beträgt 98,74 % in der Isoflurangruppe (Median 99,60, Minimalwert 96,00, Maximalwert 99,80 %) und in der Sevofluran-Versuchsgruppe 99,69 % (nachts) (Median 99,90, Minimalwert 98,90, Maximalwert 100,00 %) bzw. 98,15 % (tagsüber) (Median 99,90, Minimalwert 92,50, Maximalwert 100,00 %).

Höchster und niedrigster Wert finden sich bei der Sevofluran-Tag-Gruppe mit 100 % bzw. 92,5 %.

	ISOFLURAN				SEVOFLURAN / Nacht				SEVOFLURAN / Tag			
	N	MEAN	MEDIAN	MIN	MAX	N	MEAN	MEDIAN	MIN	MAX	N	MEAN	MEDIAN	MIN	MAX
BEb	0	–	–	–	–	14	–4.16	–4.40	–6.90	–0.20	13	–4.35	–3.80	–15.30	0.10
BEecf	5	–6.54	–7.40	–7.90	–4.40	14	–5.23	–5.75	–7.70	–1.50	13	–5.43	–4.70	–17.60	–0.70
HCO_3	5	19.16	18.70	17.90	21.30	14	21.07	20.90	19.90	23.20	13	20.92	21.40	10.90	24.60
HF	55	531.09	600.00	330.00	720.00	13	550.38	500.00	375.00	750.00	20	502.25	495.00	375.00	750.00
SBC	0	–	–	–	–	14	21.74	21.55	19.60	24.80	13	21.55	22.00	13.10	25.00
TCO_2	0	–	–	–	–	14	22.30	22.15	21.00	24.20	13	22.16	22.70	11.70	25.90
pO_2	5	244.58	303.40	84.00	405.20	14	312.86	356.00	133.00	431.00	13	234.23	276.00	72.00	467.00
pCO_2	5	35.98	33.70	32.70	40.20	14	40.57	40.70	34.30	46.50	13	40.43	40.90	28.20	53.10
pH	5	7.35	7.35	7.29	7.38	14	7.32	7.33	7.24	7.42	14	7.32	7.31	7.19	7.39
sO_2	5	98.74	99.60	96.00	99.80	14	99.69	99.90	98.90	100.00	13	98.15	99.90	92.50	100.00

Tabelle 9: Mittelwerte der Blutgas- und Säure-Basen-Parameter
N: Anzahl der Messwerte | Mean: Mittelwert | Median: Zentralwert | Min: Minimalwert | Max: Maximalwert

4. Diskussion

4.1 Zielsetzung und Planung der Narkosestudie

Sowohl im Bereich der Versuchstierkunde als auch in der veterinärmedizinischen Behandlung und Handhabung von Flattertieren ist eine sichere und gut steuerbare Narkose nicht nur zur tierschutzgerechten Durchführung schmerzhafter Eingriffe wünschenswert.

Aufgrund ihrer anatomisch-physiologischen Anpassungen zur Erlangung der Flugfähigkeit, die in mancherlei Hinsicht den Vögeln ähnelt, eignet sich die Inhalationsanästhesie besonders bei den Flattertieren. Über den Einsatz von Inhalationsanästhetika wie Iso- und insbesondere Sevofluran bei dieser Ordnung findet man nur sehr wenige Publikationen. MAC-Werte sind bislang nicht beschrieben worden, und auch über etwaige Organwirkungen enthält die Fachliteratur nur wenige Angaben.

Ziel der hier vorliegenden Arbeit ist die Ermittlung der nötigen Anästhetikumkonzentration für das Erreichen der chirurgischen Toleranz in Form des MAC-Wertes sowie einer geeigneten Einleitungs- und Erhaltungskonzentration.

Zum Vergleich der beiden Anästhetika werden Einschlaf- und Aufwachverhalten, Reflexaktivität, Atmung und das Herz-Kreislauf-System sowie Veränderungen im Säure-Basen-Status untersucht.

Der Versuchsplan wird dabei möglichst praxisnah gestaltet. Dies beinhaltet ein leicht nachvoll- und reproduzierbares Gesamtkonzept ohne größeren technischen und materiellen Aufwand, wobei im Falle der Sevofluran-Untersuchungen auch nächtliche Messungen durchgeführt wurden.

4.1.1 Zur Wahl des Versuchsaufbaus

Das gewählte Inhalationsnarkosegerät ist einfach zu bedienen und relativ leicht zu warten. Durch einen einfachen Kipphebelmechanismus kann ohne viele Umstände das jeweilige Narkosegas ausgewählt werden. Die Sauerstoffversorgung kann über einen Wandanschluss oder eine passende Sauerstoffflasche geschehen. Ganzkörper- und Kopfkammer können relativ problemlos aus einem handelsüblichen Aufbewahrungsbehälter für Lebensmittel angefertigt werden (GINDER 2000; SCHURIAN 2000). Dies sorgt im Vergleich zum Handling ohne Narkose oder unter Verwendung von Injektionsanästhetika für ein zusätzliches Mehr an Sicherheit, was in Hinblick auf die Bissigkeit der Tiere und ihren relativ fragilen Körperbau von Vorteil ist.

Der Vorteil dieser Einleitungsmethode ist ihre leichte Anwendbarkeit auch für Ungeübte. Die Intubation derart kleiner Säugetiere erfordert ein spezifisches Fachwissen und ein großes Ausmaß praktischer Erfahrung. Bei den meisten Microchiroptera ist, bedingt durch ihre geringe Körpergröße, eine Intubation ohnehin schwierig bzw. kaum möglich, und dürfte mitunter mehr Schaden denn Nutzen bringen.

4.1.2 Zur Beurteilung der chirurgischen Toleranz

Da die Tiere zur Zeit der Inhalationsversuche hauptsächlich den Versuchen der Neurobiologischen Abteilung der LMU München zur Verfügung standen, wurde von chirurgischen Eingriffen, wie etwa der Anlegung intravasaler Katheter, abgesehen. Die Anwendung des Klemmreizes ist, bedingt durch die geringe Körpergröße der Versuchstiere, zum Teil wenig aussagekräftig und wurde dementsprechend mit der subkutanen Nadelpunktion unterstützt. Eine subkutane Elektrostimulation wäre eine Alternative gewesen, stand aber zum Zeitpunkt der Untersuchung leider nicht zur Verfügung.

4.2 Ergebnisse

Sowohl Isofluran als auch Sevofluran erweisen sich im Versuchsaufbau als gut einsetzbare Alternativen zur Injektionsanästhesie. Bei allen eingesetzten Tierindividuen verlief die Einleitung, Aufrechterhaltung und das Erwachen aus der Narkose problemlos. Die Tiere erlangten rasch wieder das Bewusstsein und zeigten keine Verhaltensauffälligkeiten beim Wiedereinsetzen in die Kolonie oder in späteren Versuchsreihen.

4.2.1 Die Bestimmung der angenäherten Minimalen Alveolären Konzentration (MAC)

Bislang existieren in der Literatur sowohl für Iso- als auch Sevofluran keine Angaben über MAC-Werte bei der Kleinen Lanzennase oder anderen Chiroptera. Per Definition ist der MAC-Wert die Konzentration eines Anästhetikums, bei der auf einen zugefügten standardisierten Schmerzreiz bei 50 % der Probanden keine reflektorische Antwort erfolgt (EGER et al. 1965; MUIR 1993; BERTENS et al. 1995).

Im vorliegenden Versuch wird die Anästhetikumkonzentration bestimmt, bei der sich 50 % der Tiere im Stadium der chirurgischen Toleranz befinden (ERHARDT et al. 1998). Als Referenzreflex werden basierend auf Angaben von BERTENS et al. (1995) und MASON (1997) der Zwischenzehenreflex und zusätzlich das Einstechen von Metallkanülen in die Subcutis im ventralen Oberkörperbereich verwendet. Dabei werden beide parallel durchgeführt und ausgewertet.

In der nächtlichen Versuchsreihe sind beide Reflexe bei 50 % der Tiere unter 4 Vol.-% Sevofluran nicht mehr auslösbar, bei den Versuchen untertags bereits bei knapp unter 2 Vol.-%. Geht man davon aus, dass man dies mit dem Erreichen des chirurgischen Toleranzstadiums gleichsetzen kann, so entspricht dies einem 1,5–2,0 MAC nach BERTENS et al. (1995).

Rein rechnerisch läge dann der tatsächliche MAC-Wert untertags bei 1–1,3 Vol.-% und in der Nacht bei 2–2,7 Vol.-%. Im Vergleich dazu gibt HEARD (2007) eine Konzentration von 3–4 Vol.-% Sevofluran zur Narkoseaufrechterhaltung an. Allerdings ist dem nicht zu entnehmen, ob diese Empfehlung sich auch auf die bedeutend kleineren Microchiroptera bezieht oder nur die Megachiroptera beinhaltet. Der Einsatz von Sevofluran bei der Kleinen Lanzennase ist in der Literatur bislang nicht beschrieben worden.

4.2.2 Dauer und Qualität der Narkoseeinleitung

Generell zeigten die Tiere eine rasche Einschlafzeit, wobei diese für Sevofluran mit einem Mittelwert von 2,0 Minuten in der Nacht minimal niedriger als bei Isofluran mit 2,05 Minuten ist. Der abweichende Mittelwert von 2,69 Minuten beim Sevofluran-Versuch untertags lässt sich auf einen Einzelfall zurückführen. Das schon vor Beginn der Narkose sehr unruhige Tierindividuum benötigte mit sechs Minuten mehr als doppelt so lange wie alle anderen Individuen.

Neben dem Blut-Gas-Verteilungskoeffizienten ist die An- und Abflutung eines Inhalationsanästhetikums auch von der Atmung und der Herz-Kreislauf-Leistung des Patienten abhängig. Atem- und Herzfrequenz alleine sagen jeweils nichts über das tatsächliche Atemminutenvolumen bzw. die Herzauswurfleistung aus. Dementsprechend ist ein korrekter Vergleich der Anflutungszeit auf Grundlage der angewandten Methoden nicht möglich. Hierfür wäre eine Messung der alveolären Konzentration des Narkosegases nötig. Dies war, wie bereits erwähnt, aufgrund die Einbeziehung der Tiere in einem anderen Forschungsprojekt nicht möglich.

4.2.3 Dauer und Qualität des Aufwachverhaltens

Hinsichtlich der Qualität des Aufwachverhaltens unterscheiden sich die Versuchsgruppen kaum. Bei der Isofluran-Narkose zeigten die Tiere häufiger die Tendenz, angedauten Futterbrei hervorzuwürgen bzw. Würgebewegungen auszuführen. Dies könnte ggf. auf die schleimhautreizendere Wirkung des Isoflurans zurückzuführen sein.

Die Dauer der Aufwachzeit in der Isofluran-Gruppe ist mit einem Mittelwert von 4,22 Minuten (Median 4,00, Minimalwert 1,50, Maximalwert 10,00) etwas länger als in der nächtlichen Sevofluran-Gruppe mit einem Mittelwert von 3,94 Minuten (Median 4,00, Minimalwert 2,50, Maximalwert 5,50). Es besteht ein Unterschied hinsichtlich dieser beiden Aufwachzeiten und der Sevoflurangruppe untertags. Mit einem Mittelwert von 6,75 Minuten ist sie mehr als 1,5-fach länger als die der beiden anderen Gruppen. Eine mögliche Erklärung ist eine Beeinflussung des Stoffwechsels der Tiere durch den Tag-Nacht-Rhythmus. Auf diesen Aspekt wird im Folgenden näher eingegangen.

4.2.4 Beeinflussung der Atemfrequenz

Aufgrund der hohen Aktivität der Tiere ist eine Bestimmung von Wachwerten schwierig; in der Literatur finden sich keine präzisen Angaben zu dieser Art. Zudem ist die Atemfrequenz bei Fledertieren stark von der Flugtätigkeit abhängig.

Vergleicht man die Atemfrequenz wie im vorgestellten Beispiel in verschiedenen Teilabschnitten, so erkennt man sowohl in der Isofluran- als auch in den Sevofluran-Gruppen einen allmählichen Anstieg der Atemfrequenz. Dies läuft konträr zu der Tatsache, dass Iso-und Sevofluran dosisabhängig zur Senkung der Atemfrequenz und des Atemvolumens (LÖSCHER 1994; ERHARDT, HABERSTROH und HENKE 2004) führen.

Die Erhöhung der Atemfrequenz lässt sich vielleicht als Folge der relativ hohen zugeführten externen Wärme, also als Thermoregulationsmechanismus („Hecheln"), erklären oder des generell hohen Metabolismus der Tiere. Des Weiteren ist anzunehmen, dass trotz augenscheinlicher Zunahme der Atemfrequenz die zu erwartende Depression der Gesamtatmung infolge Abnahme des Atemzugvolumens und Erhöhung des Totraumvolumens stattfand. Dies lässt sich aber in Ermangelung spirometrischer Messungen nur schwer beweisen bzw. widerlegen (STEFFEY und MAMA 2007).

4.2.5 Beeinflussung der Herzfrequenz

Laut Literatur (JÜRGENS et al. 1981) beträgt die durchschnittliche Herzfrequenz der Kleinen Lanzennase 600 Herzschläge pro Minute. Der für Isofluran ermittelte Mittelwert liegt bei 531,09 Herzschlägen pro Minute, 550,38 Herzschlägen pro Minute für die nächtlichen und 502,25 Herzschlägen pro Minute für die Sevofluran-Versuche am Tag. Beim Vergleich der Werte mehrer EKG-Messungen innerhalb eines Versuchs konnte sowohl für Iso- als auch für Sevofluran das Beibehalten einer relativ konstanten Herzfrequenz im Versuchsverlauf festgestellt werden.

Anders als erwartet konnte demnach ein Absinken und Gleichbleiben der Herzfrequenz während der Anwendung beider Narkosegase festgestellt werden. Generell geht die Anwendung von sowohl Iso- als auch Sevofluran mit einer dosisabhängigen Senkung des Blutdrucks einher. Die Ursache ist eine periphere Vasodilatation und die Senkung des peripheren Gefäßwiderstands. Aufgrund des verminderten kardialen Outputs nimmt die Herzfrequenz zu. Doch die Reaktion der Herzfrequenz auf Isofluran und Sevofluran ist tierartlich unterschiedlich und variabel (LARSEN 1999; KRIEGLSTEIN und AHLEMEYER 2000) und bei gesunden Individuen nur schwach ausgeprägt; dementsprechend ist es möglich, dass oben genannter Effekt bei Kleinen Lanzennasen aufgrund der besonders muskelstarken Herzstruktur des Fledermausherzens weniger Wirkung zeigt.

4.2.6 Beeinflussung der Körpertemperatur

Eine Messung der physiologischen Körperinnentemperatur am wachen Tier ist aufgrund fehlender Toleranz der rektalen Einführung einer Thermosonde nicht möglich. Laut Literatur (McNAB 1969) liegt die physiologisch normale Körpertemperatur bei Kleinen Lanzennasen vermutlich zwischen 35,3 bis 38,8 °C.

Sowohl bei den Isofluran- als auch bei den Sevofluran-Versuchen ist ein geringgradiger Abfall der Körpertemperatur während der Narkose feststellbar, der sich gegen Ende wieder stabilisiert. Am drastischsten ist dieser Abfall bei Isofluran im Zeitintervall 11. bis 30. Minute (von 38,5 auf 37,46 °C). Dies unterstreicht die Bedeutung der Körpertemperaturkontrolle bei Kleinsäugern (HENKE 1998) zur Verhinderung einer Hypothermie. Generell liegt die Körpertemperatur unter Isofluran-Narkose etwas unter der unter Sevofluran.

Im Vergleich scheint die Regulation der Körpertemperatur durch Isofluran indirekt stärker als durch Sevofluran beeinflusst zu werden. Unter Isofluran ist ein stärkerer Abfall und ein gegen Ende der Narkose stärkerer Anstieg der Körpertemperatur als unter Sevofluran feststellbar.

Als mögliche Ursache käme eine unterschiedlich starke Beeinflussung des Thermoregulationszentrums, Unterschiede in der Muskelrelaxation oder eine unterschiedliche Wirkung auf den Gesamtmechanismus infrage. Auch eine narkosebedingte Verflachung der Atmung und damit geringere Abgabe von Wärme an die Umgebung könnte gegebenenfalls den beobachteten Temperaturanstieg im Verlauf der Narkose erklären.

4.2.7 Beeinflussung der Blutgase und des Säure-Basen-Status

Hinsichtlich der Beurteilung dieser Parameter sollte bedacht werden, dass initiale Veränderungen nicht erkannt werden, da erste Messungen erst 20 Minuten nach Narkosebeginn möglich sind.

Der arterielle Sauerstoffpartialdruck liegt in allen Versuchsgruppen weit über den für die meisten Arten bekannten physiologischen Bereich von 100 mmHg, im Extremfall bei Sevofluran bis zu 467 mmHg. Dies entspricht Ergebnissen in anderen Versuchen mit Kleinsäugern (SCHURIAN 2000; WREDE 1999). Diese hohen Werte sind durch die Anwendung von reinem Sauerstoff als Trägergas zu erklären und daher klinisch nicht relevant.

Auf Grundlage der Ergebnisse von BOGGS et al. (1999), die für pCO_2 einen Bereich von 19,6 bis 33,8 mmHg (bzw. torr) für wache Kleine Lanzennasen angeben (JÜRGENS et al. geht sogar von 15 torr aus), müssen die sowohl für Isofluran (35,98 mmHg) als auch für Sevofluran (nachts 40,57, tagsüber 40,43 mmHg) ermittelten Werte als Zeichen einer geringen alveolären Hypoventilation (Hyperkapnie) gewertet werden. Diese lässt sich als Folge des verringerten Atemantriebs aufgrund der anästhesiebedingten Depression des zentralen Nervensystems erklären. Allerdings widerspricht diese Annahme dem unter dem Abschnitt Atemfrequenz genannten Anstieg der Atemfrequenz in allen Gruppen während der Narkose. Eine Hyperventilation würde auch die Standardbikarbonatwerte erklären, die, unter Bezugnahme auf die ermittelten Werte von BOGGS et al. (1999) im Mittel bei allen Versuchsgruppen erhöht sind.

Leider sind der Literatur keine Angaben zu physiologischen Werten für die Basenabweichung bei Kleinen Lanzennasen zu entnehmen. Insofern kann nicht mit Gewissheit festgestellt werden, ob die in allen Gruppen festgestellte negative Basenabweichungen von im Mittelwert −6,54 (Isofluran), −5,75 (Sevofluran Nacht) und −5,43 (Sevofluran untertags) auf eine pathologische Ursache zurückzuführen sind oder innerhalb des physiologischen Bereich für diese Spezies liegen.

Nimmt man die Versuchsergebnisse von JÜRGENS et al. (1981) und BOGGS et al. (1999) als Vergleich her, so liegen sowohl die ermittelten pH-Mittelwerte für Iso- und Sevofluran im physiologischen Normalbereich der Spezies (7,3 bis 7,4). Ein Tier (Tier 5 der Sevofluran-Gruppe) allerdings zeigte sowohl im Tag als auch im Nachtversuch niedrige pH-Werte (bis zu 7,19) und deutlich negativen Basenüberschuss (bis zu −17,6 mmol/l), was für eine metabolische Azidose sprechen würde.

Die Sauerstoffsättigung liegt mit Mittelwerten von 98,74 % in der Isofluran-, und 99,69 % (Nacht) bzw. 98,15 % (Tag) in der Sevofluran-Versuchsgruppe im aufgrund der bereits erwähnten besonderen Physiologie der Flattertiere im erwartet hohem Bereich.

4.2.8 Einflussnahme des circadianen Rhythmus auf die Narkose

Im direkten Vergleich der Ergebnisse ist ein Unterschied zwischen den ermittelten Werten in der Sevofluran-Versuchsgruppe am Tag und in der Nacht festzustellen. Insbesondere Aufwachzeit, Atem- und Herzfrequenz und der MAC-Wert weichen deutlich voneinander ab. In anderen Bereichen, z. B. den ermittelten Blutgaswerten, sind die Unterschiede eher marginal.

Eine mögliche Erklärung für diese Abweichungen könnte der circadiane Rhythmus sein. Unter circadianem Rhythmus sind in der Chronobiologie endogene Rhythmen zu verstehen, die eine Periodenlänge von 24 Stunden haben (HALBERG und STEPHENS 1959). Den größten Einfluss hat dabei der durch die Erdrotation gegebene 24-Stunden-Rhythmus. Als deutlichster äußerer Rhythmusgeber wirkt dabei der Wechsel der Beleuchtungsintensität der Erdatmosphäre. Bei Säugetieren wird der hypothalamische Nucleus suprachiasmaticus (SCN) als endogener Hauptschrittmacher der circadianen Rhythmik vermutet (MURPHY und CAMPELL 1996).

Der innere Biorhythmus kann mithilfe externer Faktoren, den sogenannten Zeitgebern, synchronisiert werden. Zu diesen Zeitgebern gehören Licht, Temperatur und soziale Reize (CERMAKIAN et al. 2002; RENSING 2002).

Die circadiane Rhythmik unterstützt den Organismus, sich auf täglich wiederkehrende Gegebenheiten einzustellen. Sie steuert oder beeinflusst beispielsweise bei Tieren die Herzfrequenz, Körpertemperatur, den Blutdruck und den Schlaf-Wach-Rhythmus. Circadiane Ablesemuster sind bereits in der Genexpression bei Mäusen feststellbar (STORCH 2002).

Ausgehend von Untersuchungen am Menschen und diversen Tierarten kann als bewiesen angesehen werden, dass sowohl die Narkose Einfluss auf den circadianen Rhythmus bis hin zur Genexpression haben kann (KOBAYASHI et al. 2007; DISPERSYN et al. 2010) als auch der circadiane Rhythmus Auswirkungen auf die Narkose und damit verbundene Körperfunktionen hat (MATTHEWS et al. 1964; ROBERTS et al. 1970; MÜLLER 1974; REINBERG und REINBERG 1976; VON MAYERBACH 1976; DAHAN 2005; LEMMER 2007).

Nahezu alle Chiroptera, einschließlich der Kleinen Lanzennase, sind nachtaktiv. Dementsprechend ist es auch im Hinblick auf die unter 3.2.1 geschilderten Haltungsbedingungen und das dabei verwendete künstliche Lichtregime möglich, dass die in den Sevofluran-Versuchen gezeigte Differenz von Parametern wie Atem- und Herzfrequenz durch eine Einflussnahme des circadianen Rhythmus erklärt werden kann. Dieser Einfluss erstreckt sich auch auf den MAC-Wert (MUNSON et al. 1970; TAKESHI et al. 1999).

Diese Beobachtung ist von entscheidender Bedeutung für die Planung und Durchführung der Inhalationsanästhesie von Kleinen Lanzennasen sowie anderen Vertretern der Chiroptera und womöglich anderer exotischer nachtaktiver Säuger. Versuchsergebnisse und Narkoseverlauf können dadurch voneinander abweichen.

4.3 Schlussbetrachtung

Beide Inhalationsanästhetika kommen für die Anwendung an der Kleinen Lanzennase infrage. Im Versuch wiesen die Tiere hinsichtlich des Verhaltens in der Narkose und der ermittelten Werte keine signifikanten Unterschiede zwischen den beiden Narkosegasen auf.

Besonders hervorzuheben ist das zum Teil beträchtliche Abweichen der Werte der Sevofluran-Versuchsgruppe in Abhängigkeit von der Tageszeit. Vor allem in Hinblick auf Aufwachzeit, Atem- und Herzfrequenz und MAC-Wert sind gravierende Unterschiede zwischen den am Tag und in der Nacht ermittelten Werten feststellbar. Generell sind die in der Nacht ermittelten Werte für Sevofluran eher mit denen der Isofluran-Versuchsgruppe vergleichbar. Hierbei scheint der circadiane Rhythmus eine nicht unwichtige Rolle zu spielen.

Zurzeit ist Sevofluran aufgrund der höheren Einsatzkosten nur bedingt für den routinemäßigen Praxiseinsatz geeignet. Dazu kommt noch der höhere Anschaffungspreis für Geräte und Verbrauchsmaterial, auch bedingt durch den speziellen Verdampfer.

Dessen ungeachtet hat Sevofluran den Vorteil des angenehmeren Geruchs und der geringeren Schleimhautreizung. Gerade bei den Flattertieren mit ihrem hocheffizienten Atmungs- und Kreislaufapparat und wegen des zumindest bei einigen Arten guten Geruchssinns könnte dies eine schnellere und stressfreiere Narkose-Einleitung bedeuten. Im Falle der Kleinen Lanzennasen wurde bei Sevofluran-Nutzung deutlich weniger oft als bei Isofluran ein Regurgitieren von Futter in der Aufwachphase beobachtet, was mit dem Geruch und Geschmack des Sevoflurans zusammenhängen könnte.

Dank ihrer guten Steuerung und relativ einfachen Handhabung stellt die Inhalationsnarkose eine sehr gute Alternative zur Injektionsanästhesie dar. Nachteilig wirken sich der größere apparative Aufwand und das benötigte gerätetechnische Verständnis sowie insbesondere bei Sevofluran der höhere Kostenaufwand aus. Inzwischen gibt es aber gerade für kleinere Arten einfache und kompakte Inhalationsnarkosesysteme, die unter Feldbedingungen gut einsetzbar sind (HEATH 2007). Gerade Sevofluran mit seiner kurzen An- und Abflutzeit und seinem angenehmen Geruch ermöglicht eine relativ kurze und damit stressfreiere Narkoseeinleitung und eine rasche und sichere Wiederaussetzung des Tieres in seinen ursprünglichen Lebensraum nach Ende der Untersuchung bzw. des Eingriffs (HEATH 2000).

Letzteres ist für das Wildtier Fledermaus auch im Hinblick auf das rasche Wiedererlangen der notwendigen Flugfähigkeit von Bedeutung. Zudem ist das vorgestellte System der Narkoseeinleitung in einer leicht nachbaubaren Ganzkörperkammer und Narkosefortführung in einer Nasenkammer (unter Feldbedingungen z.B. aus Einweg-Kunststoffspritzen herstellbar) nicht nur für die Fledermaus selbst, sondern auch für die beteiligten Menschen ein zusätzlicher Sicherheitsgewinn, da so das Handling und die damit verbundene Verletzungs- und Infektionsgefahr auf ein Minimum beschränkt wird.

5. Zusammenfassung

Ausgangslage: Fledermäuse stellen eine bedeutsame Tiergruppe mit besonderen anatomisch-physiologischen Anpassungen dar, die auch für die Anästhesie dieser Tiere von Bedeutung ist. In der hier vorliegenden Studie zur Inhalationsanästhesie bei der Kleinen Lanzennase *(Phyllostomus discolor)* werden die beiden Inhalationsanästhetika Isofluran und Sevofluran hinsichtlich ihrer Pharmakokinetik und -dynamik miteinander verglichen. Zudem wird der MAC-Wert für Sevofluran bei dieser Spezies und der Einfluss des Tag-Nacht-Rhythmus auf die Sevofluran-Narkose ermittelt.

Methoden: Als Narkosegerät wird ein halbgeschlossenes Kleintiernarkosesystem verwendet. Die Narkoseeinleitung erfolgt in einer Ganzkörperkammer mit einer Anästhetikumkonzentration von 5 Vol.-% Isofluran und 6 Vol.-% Sevofluran bei einem O_2-Flow von 1000 ml/min. Die Konzentration des Narkosegases im System wird kontinuierlich durch einen Atemgasanalysator gemessen. Atemfrequenz, Körpertemperatur (mittels Thermosonde), Blutgase (mittels Blutentnahme aus der Vena cephalica) und die Herzfrequenz (mittels EKG) werden in zeitlich abgestimmten Intervallen dokumentiert. Der MAC-Wert wird durch Auslösung einer Reizantwort auf zwei extern zugeführte Stimuli ermittelt.

Ergebnis: Im Versuch wiesen die Tiere hinsichtlich des Verhaltens in der Narkose und der ermittelten Werte keine größeren Unterschiede zwischen den beiden Narkosegasen auf. Besonders hervorzuheben ist das zum Teil beträchtliche Abweichen der Werte der Sevofluran-Versuchsgruppe in Abhängigkeit von der Tageszeit. Vor allem im Hinblick auf Einschlaf-/Aufwachzeit, Atemfrequenz und MAC-Wert sind deutliche Unterschiede zwischen den am Tag und in der Nacht ermittelten Werten feststellbar. Die Einschlafzeit beträgt bei Isofluran im Mittel 2,02 Minuten (Median 2,00; Minimalwert 1,20, Maximalwert 3,00 Minuten). Bei Sevofluran ist sie je nach Tageszeit verschieden. Bei nächtlichen Untersuchungen beträgt sie 2,0 (Median 2,00; Minimalwert 1,50, Maximalwert 3,00 Minuten) und bei Untersuchungen untertags 2,69 Minuten (Median 2,50, Minimalwert 1,00, Maximalwert 6,00 Minuten). Die Aufwachzeit beträgt bei Isofluran im Mittel 4,22 Minuten (Median 4,00, Minimalwert 1,50, Maximalwert 10,00 Minuten). Bei Sevofluran ist sie je nach Tageszeit verschieden; bei nächtlichen Untersuchungen beträgt sie 3,49 (Median 4,00, Minimalwert 2,50, Maximalwert 5,50 Minuten), bei Untersuchungen untertags 6,75 Minuten (Median 5,75, Minimalwert 2,50, Maximalwert 16,00 Minuten).

Die niedrigste Atemfrequenz wird bei Isofluran bei einem Tagversuch im Zeitintervall 30. bis 62. Minute mit 32 AZ/min ermittelt, die höchste (208 AZ/min) bei Sevofluran im Nachtversuch im selben Zeitintervall. Generell sind die in der Nacht ermittelten Werte für Sevofluran eher mit denen der Isofluran-Versuchsgruppe vergleichbar. Hierbei scheint der circadiane Rhythmus eine wichtige Rolle zu spielen

Der angenäherte MAC-Wert für Sevofluran bei Kleinen Lanzennasen liegt untertags bei knapp 1–1,3 Vol.-% und in der Nacht bei 2–2,7 Vol.-%. Beide Inhalationsanästhetika kommen für die Anwendung an der Kleinen Lanzennase infrage.

6. Summary

Background: Bats are an important group of mammals with special anatomical and physiological adapations to flight that are also of importance for general anaesthesia of these animals. This study compares the inhalation anaesthesia with isoflurane and sevoflurane in regard to their pharmacokinetic and pharmacodynamic effects on Pale Spear Nosed Bats *(Phyllostomus discolor)*. Additionally, the sevoflurane MAC for this species is established, and the circadian influence on the sevoflurane anaesthesia is ascertained.

Methods: For the inhalation anaesthesia, a semi-closed breathing circuit system for small animals is used; the concentration of the volatile anaesthetic is monitored continuously via a breathing gas analyzer. The anaesthesia is initiated in an induction chamber at a concentration of 5 % isoflurane / 6 % sevoflurane, with a total oxygen flow of 1000 ml/min.

Breathing frequence and body temperature were continously monitored, while blood gases and heart frequences were documented in regular intervals. The MAC for sevoflurane was established by applying two external manual stimuli to provoke a response.

Results: No major differences can be established in the direct comparison of both volatile anaesthetics. However, a significant difference was determined for the use of sevoflurane at different times of the day. Especially awakening time, breathing frequency and the MAC value differ considerably from the values established during the night and during the day trials. The average induction time under isoflurane is 2,02 minutes (Median 2,00, Minimum 1,20, Maximum 3,00 minutes). Under sevoflurane, the average induction time is 2,0 minutes (Median 2,00, Minimum 1,50, Maximum 3,00 minutes) at night and 2,69 minutes during the day (Median 2,50, Minimum 1,00, Maximum 6,00 minutes). The average recovery time for isoflurane is 4,22 minutes (Median 4,00, Minimum 1,50, Maximum 10,00 minutes). For sevoflurane, it is 3,49 minutes at night(Median 4,00, Minimum 2,50, Maximum 5,50 minutes) and 6,75 minutes during the day (Median 5,75, Minimum 2,50, Maximum 16,00 minutes). The lowest respiratory rate was measured under isoflurane with 32 breaths/minute, the highest with 208 breaths/minute under sevoflurane at night.

In general, the data received in the nocturnal sevoflurane trials are more similar to the ones gained from the isoflurane experiments than the data from the day sevoflurane trials. The circadian rhythm can be assumed to play an important role in this regard, also influencing the MAC value.

The MAC value for sevoflurane in Pale Spear-nosed bats was established as 1–1,3 % at day and 2–2,7 % at night.

Both inhalation anaesthetics can be recommended for the use in Pale Spear-nosed bats.

7. Anhang

7.1 Tabellenverzeichnis

Tabelle 1: Injektionsanästhetika bei Fledermäusen

Tabelle 2: MAC-Werte bzw. Konzentrationen zum Erreichen der chirurgischen Toleranz für Isofluran für diverse Tierarten

Tabelle 3: MAC-Werte bzw. Konzentrationen zum Erreichen der chirurgischen Toleranz für Isofluran für diverse Tierarten

Tabelle 4: Angewandte Anästhetika

Tabelle 5: Konzentration (Sevofluran) & zeitliche Reaktion auf zugeführte Reize

Tabelle 6: Einschlaf- und Aufwachzeiten Isofluran/Sevofluran

Tabelle 7: Mittelwerte für Einschlaf- und Aufwachzeiten Isofluran/Sevofluran

Tabelle 8: Mittelwerte für Atemfrequenz (Atemzüge/min) im Zeitverlauf

Tabelle 9: Mittelwerte für Blutgase

7.2 Abbildungsverzeichnis

Abbildung 1: Strukturformel Isofluran

Abbildung 2: Strukturformel Sevofluran

Abbildung 3: Übersicht Versuchsstation

Abbildung 4: Ganzkörperkammer

Abbildung 5: Nasenkammer

Abbildung 6: Instrumentierte Fledermaus

Abbildung 7: Vergleich MAC Tag und Nacht

Abbildung 8: Atemfrequenz Grafik

Abbildung 9: Atemfrequenz Mittelwerte

Abbildung 10: Körpertemperatur Grafik

Abbildung 11: Körpertemperatur Mittelwerte

7.3 Abkürzungsverzeichnis

AF	Atemfrequenz
AZ	Atemzug
BE	Basenüberschuss
ca.	circa
cm	Zentimeter
°C	Grad Celsius
CO_2	Kohlendioxid
et al.	et alii
Fa.	Firma
g	Gramm
HCO_3^-	Standard Bikarbonat
kg	Kilogramm
KGW	Körpergewicht
MAC	Minimale Alveoläre Konzentration
min	Minute
ml	Milliliter
mm	Milimeter
mmHg	Millimeter Quecksilbersäule
MW	Mittelwert
n	Anzahl
O_2	Sauerstoff
SD	Standardabweichung
Vol.-%	Volumenprozent

8. Literaturverzeichnis

BARTER, L. S., HAWKINS, M. G., BROSNAN, R. J., ANTOGNINI, J. F., PYPENDOP, B. (2006)
Median effective dose of isoflurane, sevoflurane, and desflurane in green iguanas.
American Journal of Veterinary Research 67 (3): 392–397

BERTELSEN, M. F., MOSLEY, C. A., CRAWSHAW, G. J., et al. (2005b)
Inhalation anesthesia in Dumeril's monitor (Varanus dumerii) with isoflurane, sevoflurane and nitrous oxide: effects of inspired gasses in induction and recovery.
Journal of Zoo and Wildlife Medicine 36: 62–68

BERTENS, A. P. M. G., BOOIJ, L. H. D. J., FLECKNELL, P. A., LAGERWEIJ, E. (1995)
Anästhesie, Analgesie und Euthanasie.
In: VAN ZUTPHEN, L. F., BAUMANNS, V., BEYNEN, A. C.
Grundlagen der Versuchstierkunde
Gustav Fischer Verlag, Stuttgart, Jena, New York
239–268

BIANCHI, S. L., TRAN, T., LIU, C., LIN, S., LI, Y., KELLER, J. M., ECKENHOFF, R. G., ECKENHOFF, M. F. (2007)
Brain and behavior changes in 12-month-old Tg2576 and nontransgenic mice exposed to anesthetic.
Neurobiology of Aging 29 (7): 1002–1010

BOGGS, D. F., MAGINNISS, L. A., KILGORE, Jr. D. L. (1999)
In vivo blood oxygen binding in hypoxic lesser spear-nosed bats: relationship to control of breathing.
Respiration Physiology
118 (2–3): 193–202

BÜCH, H. P., BÜCH, U. (1996)
Narkose.
In: FORTH, W., HENSCHLER, D., RUMMEL, W., STARKE, K. (Hrsg.)
Allgemeine und spezielle Pharmakologie und Toxikologie
Wissenschaftsverlag, Mannheim, Wien, Zürich
235–252

CALISHER, C. H, CHILDS, J. E., FIELD, H. E., HOLMES, K. V., SCHOUNTZ, T. (2006)
Bats: Important Reservoir Hosts of Emerging Viruses.
Clinical Microbiology Reviews 19 (3): 531–545

CANALS, M., ATALA, C., OLIVARES, R. (2005)
Functional and structural optimization of the respiratory system of the bat Tadarida brasiliensis (Chiroptera, Molossidae): does airway geometry matter?
Journal of Experimental Biology 208: 3987–3995

CANALS, M., ATALA, C., GROSSI, B., IRIARTE-DIAZ, J. (2005)
Relative size of hearts and lungs of small bats.
Acta Chiropterologica 7 (1): 65–72

CANTALÁPIEDRA, A. G., VILLANUEVA, B., and PEREIRA, J. L. (2001)
Anaesthetic potency of isoflurane in cattle: determination of the minimum alveolar concentration.
Veterinary Anaesthesia and Analgesia 27 (1): 22–26

CANTWELL, S. L. (2001)
Ferret, rabbit and rodent anesthesia.
Veterinary Clinics of North America 4: 169–191

CARPENTER, R. E. (1986)
Old world fruit bats.
In: FOWLER, M. E. (Hrsg.). Zoo & Wild Animal Medicine, 2nd ed.
W. B. Saunders Co., Philadelphia, Pennsylvania
634–637

CARPENTER, R. L., EGER, E. I., JOHNSON, B. H. (1986)
The extent of metabolism of inhaled anesthetic in humans.
Anesthesiology 65: 201–205

CARROLL, G. L., HARTSFIELD, S. M. (1996)
General anesthetic techniques in ruminants.
Veterinary Clinics of North America, Food Animal Practice 12 (3): 627–661

CERMAKIEN, N., SASSONE-CORSI, P. (2002)
Environmental stimulus perception and control of circadian clocks.
Current Opinion in Neurobiology 12 (4): 359–365

CLARKE, K. W. (1999)
Desflurane and sevoflurane; new volatile anesthetic agents.
Veterinary Clinics of North America, Small Animal Practice 29 (3): 793–810

CONSTANTINE, D. G. (1970)
Bats in relation to health, welfare, and economy of man.
In: WIMSATT, W. A. (Hrsg.): Biology of bats
Academic Press, New York
319–449

CONSTANTINE, D. G. (1978)
Bats (Chiroptera): Insectivorous bats.
In: FOWLER, M. E.: Zoo and Wild Animal Medicine
W. B. Saunders Co., Philadelphia, 1978, i-xvi, 1–951.
513–521. ill.

CONZEN, P. F., HOBBHAHN, J. (2003)
Sevofluran Kompendium.
Wissenschaftliche Verlagsabteilung, Fa. Abbott GmbH, Wiesbaden

CONZEN, P. F., NUSCHELER, M. (1996)
Neue Inhalationsanästhetika.
Anaesthesist 45: 674–693

DAHAN, A. (2005)
Circadian Influences, Low-dose Isoflurane, and the Ventilatory Response to Hypoxia.
Anesthesiology 103 (1): 207–208

DISPERSYN, G., PAIN, L., TOUITOU, Y. (2010)
Propofol anesthesia significantly alters plasma blood levels of melatonin in rats.
Anesthesiology 112 (2): 333–337

DREXL, M., HENKE, J., KÖSSL, M. (2004)
Isoflurane increases amplitude and incidence of evoked and spontaneous otoacoustic emissions.
Hearing Research 194 (1–2): 135–142

DROMMER, W. (1991)
1. Kreislauforgane
In: SCHULZ, L.-C.
Pathologie der Haustiere
Teil I: Organveränderungen
Gustav Fischer Verlag Jena, 1991: 22

EGER II, E. I. (1981)
Isoflurane: A Review.
Anesthesiology 55: 559–576

EGER, E. I., SAIDMAN, L. J., BRANDSTATER, B. (1965)
Minimum alveolar anesthetic concentration: a standard of anesthetic potency.
Anesthesiology 26: 756–763

ERHARDT, W., HABERSTROH, J., HENKE, J. (2004)
Anästhesie und Analgesie beim Klein- und Heimtier.
Schattauer, Stuttgart

ERHARDT, W., HENKE, J., BRILL, T. (1998)
Substanzen zur medikamentellen Immobilisierung (Anästhetika).
In: BÖTTCHER, P., HENKE, J., ERHARDT, W. (Red.)
Stoffsammlung zu Themen der Klein- und Heimtieranästhesie
12–20

ERHARDT, W., HENKE, J. (2000)
Praxisrelevante Möglichkeiten zur Einleitung und Aufrechterhaltung einer Inhalationsnarkose.
Zusammenfassung des Vortrags anlässlich der Fortbildungsveranstaltung der Fa. ESSEX TIERARZNEI, am 1. März 2000 in München

FERNANDEZ, A. Z., TABLANTE, A., BARTOLI, F., BEGUIN, S., HEMKER, H. C., APITZ-CASTRO, R. (1998)
Expression of biological activity of draculin, the anticoagulant factor from vampire bat saliva, is strictly dependent on the appropriate glycosylation of the native molecule.
Biochimica et Biophysica Acta 1425 (2): 291–299

FOWLER, M. E. (1978)
Zoo and Wild Animal Medicine.
W. B. Saunders Co., Philadelphia, 1978

FOWLER, M. E. (2003)
Zoo and wild animal medicine.
Saunders, Imprint of Elsevier Scientific Publ., Saint Louis, Missouri, 315–333

FRINK, E. J., MALAN, T. P., ATLAS, M., DOMINGUEZ, L. M., DiNARDO, J. A., BROWN, B. R. (1992)
Clinical comparison of sevoflurane and isoflurane in healthy patients.
Anesthesia Analg. 74: 241–245

FÖRSTER, H., BEHNE, M., WARNKEN, U. H., ASSKALI, F., DUDZIAK, R. (2000)
Die Anwendung von Lithiumhydroxid als Kohlendioxidabsorbens verhindert das Entstehen von Compound A während Sevoflurananästhesie.
Anästhesist 49: 106–112

GINDER, M. (2000)
Erprobung eines Inhalationskreissystems mit vorgeschaltetem bzw. integriertem Verdampfer für Isofluran unter Minimal-Flow-Bedingungen bei der Ratte.
Vet. Med. Diss., München

GREEN, W. B. (1995)
The ventilatory effects of sevoflurane.
Anesthesia & Analgesia 81: 23–26

HALBERG, F., STEPHENS, A. N. (1959)
Susceptibility to ouabain and physiologic circadian periodicity.
Proceedings of the Minnesota Academy of Sciences 27: 139–143

HALL, L. W., CLARKE, K. W., TRIM, C. M. (2001)
Anaesthesia of sheep, goats and other herbivores.
In: HALL, L. W., CLARKE, K. W., TRIM, C. M. (Hrsg.): Veterinary Anaesthesia
W. B. Saunders, London (UK), 10. Edition: 341–366

HEARD, D. J., BEALE, C., OWENS, J. (1996)
Ketamine and ketamine:xylazine ED (50) for short-term immobilization of the island flying fox (Pteropus hypomelanus).
Journal of Zoo and Wildlife Medicine 27: 44–48

HEARD, D. J. (2003)
Chiroptera (Bats).
In: FOWLER, M. E., MILLER, R. E. (Hrsg.)
Zoo and wild animal medicine
Saunders, Imprint of Elsevier Scientific Publ., Saint Louis, Missouri: 315–333

HEARD, D. J., TOWLES, A., LE BLANC, D. (2006)
Evaluation of Medetomidine/Ketamine for Short-term Immobilization of Variable Flying Foxes (Pteropus hypomelanus).
Journal of Wildlife Diseases, 42 (2): 437–441

HEARD, D. J. (2007)
Chiropterans (Bats).
In: WEST, G., HEARD, D. J., CAULKETT, N.,
Zoo Animal & Wildlife Immobilisation and Anesthesia
Blackwell Publishing
359–365

HEATH, R. B. (2000)
Extreme transport of anesthesia and monitoring equipment.
Proceedings of the World Congress of Veterinary Anesthesia , Bern, Schweiz, 2000

HEATH, R. B. (2007)
Mobile Inhalant Anesthesia Techniques.
In WEST, G., HEARD D. J., CAULKETT N.,
Zoo Animal & Wildlife Immobilisation and Anesthesia
Blackwell Publishing
77–78

HEIDE, C. (2003)
Inhalationsanästhesie beim Meerschweinchen – Isofluran im Vergleich zu Sevofluran.
Vet. Med. Diss., München

HENKE, J. (1998)
Meerschweinchen – Risikopatient bei der Anästhesie.
Kleintier konkret 1: 36–39

HENKE, J., ERHARDT, W. (1996)
Die Hyperkapnie als Narkosekomplikation im Rahmen einer Hypoventilation.
Praktischer Tierarzt 77: 390–396

HERNANDEZ-DIVERS, S. M., SCHUMACHER, J., STAHL, S., et al. (2005)
Comparison of isoflurane and sevoflurane anesthesia after premedication with butorphanol in the green iguana (Iguana iguna).
Journal of Zoo and Wildlife Medicine 36: 169–175

HOFFMANN, S., FIRZLAFF, U., RADTKE-SCHULLER, S., SCHWELLNUS, B., SCHULLER, G. (2008)
The auditory cortex of the bat Phyllostomus discolor: Localization and organization of basic response properties.
BMC Neuroscience 9: 65

HUBBELL, J. A. E. (1993)
Pharmakologie der Inhalationsanästhetika.
In: MUIR, W. W., HUBBELL, J. A. E., SKARDA, R. T. (Hrsg.)
Veterinäranästhesie
Schattauer, Stuttgart, New York
77–88

HUTSON, A., MICKLEBURGH, S., RACEY, P. (2001)
Old world fruit bats: an action plan for their conservation.
IUCN, Gland, Switzerland.

JIN, L., BAILLIE, T. A., DAVIS, M. R., KHARASCH, E. D. (1995)
Nephrotoxicity of sevoflurane compound A [fluoromethyl-2,2-difluoro-1-(trifluoromethyl)vinyl ether] in rats: evidence for glutathione and cysteine conjugate formation and the role of renal cysteine conjugate beta-lyase.
Biochemical and Biophysical Research Communications 210 (2): 498–506

JONES, R. M. (1990)
Desflurane and Sevofluran: Inhalation anesthetics for this decade?
British Journal of Anesthesia 65: 527–536

JÜRGENS, K. D., BARTELS, H., BARTELS, R. (1981)
Blood oxygen transport and organ weights of small bats and small non-flying mammals.
Respiration Physiology 45 (3): 243–260

KALLEN, F. C. (1977)
The cardiovascular systems of bats.
In: WIMSATT, W. A. (Hrsg.)
Biology of Bats. Vol III.
New York, Academic 1997
289–483

KEMMERER COTTRELL D. (2009)
Chemical Restraint and Anesthesia: Heterothermic Bats
In: BARNARD, S. M. (Hrsg.)
Bats in Captivity (Volume 1: Biological and Medical Aspects)
Logos Press, Washington DC
305–307

KHARASCH, E. D., HANKINS, D. C., THUMMEL, K. E. (1995)
Human kidney methoxyflurane and secoflurane metabolism, intrarenal fluoride production as a possible mechanism of methoxyfluranene nephrotoxicity.
Anesthesiology 82: 689–69

KHARASCH, E. D., SCHROEDER, J. L, SHEFFELS, P., et al. (2005)
Influence of sevoflurane on the metabolism and renal effects of compound A in rats.
Anesthesiology 103: 1183–1188

KOBAYASHI, K., TAKEMORI, K., SAKAMOTO, A. (2007)
Circadian gene expression is suppressed during sevoflurane anesthesia and the suppression persists after awakening.
Brain Research 1185: 1–7

KORBEL, R. (1998)
Comparative investigations on inhalation anesthesia with isoflurane (Forene) and sevoflurane (SEVOrane) in racing pigeons (Columba livia Gmel., 1789, var. domestica) and presentation of a reference anesthesia protocol for birds.
Tierärztliche Praxis Ausgabe Kleintiere 26: 211–223

KRIEGLSTEIN, J., AHLEMEYER, B. (2000)
Narkotika.
In: ESTLER, C.-J. (Hrsg.)
Pharmakologie und Toxikologie.
Schattauer Verlag Stuttgart,
192–201

LARSEN, R. (1999)
Narkosetheorien und Wirkmechanismen von Anästhetika. Pharmakokinetische Grundlagen. Inhalationsanästhesie.
In: LARSEN, R. (Hrsg.)
Anästhesie.
Urban und Schwarzenberg Verlag 1 München, Wien, Baltimore,
6. Auflage: 3–8, 9–18, 20–60

LEE, I., DEMHARTNER, T. J., BOUCHER, Y., JAIN, R. J., INTAGLIETTA, M. (1994)
Effect of Hemodilution and Resuscitation on Tumor Interstitial Fluid Pressure, Blood Flow, and Oxygenation.
Microvascular Research 48:
1–12

LEMMER, B. (2007)
The sleep-wake cycle and sleeping pills.
Physiology & Behavior 90 (23): 285–93

LÖSCHER, W. (1994)
Pharmaka mit Wirkung auf das zentrale Nervensystem.
In: LÖSCHER, W., UNGEMACH, F. R., KROKER, R. (Hrsg.)
Grundlagen der Pharmakotherapie bei Haus- und Nutztieren
Paul Parey, Berlin, Hamburg
66–115

MAAS, A., BRUNSON, D. (2002)
Comparison of anesthetic potency and cardiopulmonary effects of isoflurane and sevoflurane in colubrid snakes.
Proceedings of the American Association of Zoo Veterinarians 2002
306–308

MASON, D. E. (1997)
Anesthesia, analgesia and sedation for small mammals.
In: HILLYER, E. V., QUESENBERRY, K. E. (Hrsg.)
Ferrets, Rabbits and Rodents
W. B. Saunders, Philadelphia, London, Toronto, Montreal, Sydney, Tokyo
378–391

MATTHEWS, J. H., MARTE, E., HALBERG, F. (1964)
A circadian susceptibility-resistance cycle to fluothane in male B1 mice.
Canadian Anesthesiologists' Society Journal 11: 280–290

MAZZE, R. I., RICE, S. A., BADEN, J. M. (1985)
Halothane, isoflurane, and enflurane MAC in pregnant and nonpregnant female and male mice and rats.
Anesthesiology 62: 339–342

MC NAB, B. K. (1969)
The economics of temperature regulation in Neotropical bats.
Comparative Biochemistry and Physiology 31: 227–268

MILLER, R. D. (2005)
Miller's Anesthesia, 5th ed. Philadelphia; Churchill Livingston

MOSLEY, C. A., DYSON, D., SMITH, D. A. (2003)
Minimum alveolar concentration of isoflurane in green iguanas and the effect of butorphanol on minimum alveolar concentration.
Journal of the Veterinary Medical Association 222 (11): 1559–1564

MUIR, W. W. (1993)
Inhalationsanästhetika.
In: MUIR, W. W., Hubbell, J. A. E., SKARDA, R. T.
Veterinäranästhesie
71–76

MUNSON, E. S., MARTUCCI, R. W., SMITH, R. (1970)
Circadian Variations in Anesthetic Requirement and Toxicity in Rats.
Anaesthesiology 32 (6): 491–574

MURPHY, P. J., CAMPELL, S. S. (1996)
Physiology of the circadian system in animals and humans.
Journal of Clinical Neurophysiology 13: 2–16

MÜLLER, O. (1974)
Circadian rhythmicity in response to barbiturates.
In: SCHEVING, L. E., HALBERG, F., PAULY, J. E. (Hrsg.)
Chronobiology
Georg Thieme Publication: Stuttgart: 187–190

NAGANOBU, K. (2000)
Determination of the minimum anesthetic concentration and cardiovascular dose response for sevoflurane in chickens during controlled ventilation.
Veterinary Surgery 29: 102–105

NEUWEILER, G. (1993)
Biologie der Fledermäuse.
Thieme, Stuttgart

NEUWEILER, G. (2000)
Biology of Bats.
Oxford University Press, USA

NOWAK, R. M. (1999)
Walker's Mammals of the World, Volume 1.
Baltimore: The Johns Hopkins University Press

NOWAK, R. M. (1999)
Walker's Bats of the World.
Baltimore, London: The John Hopkins Press
135–137

PADDLEFORD, R. R., ERHARDT, W. (1992)
Allgemeinanästhesie.
In: PADDLEFORD, R. R., ERHARDT, W. (Hrsg.)
Anästhesie bei Kleintieren
Schattauer, Stuttgart: 37–87

PIZZI, R. (2006)
Spiders.
In LEWBART, G. A. (Hrsg.)
Invertebrate Medicine
Ames, IA: Blackwell Publishing 2006
143–168

PLUMB, D. C. (1995)
Drug monographs.
In: Veterinary drug handbook.
Iowa State University Press, Ames
1–712

PLUMB, D. C. (1999)
Veterinary Drug Handbook.
PharmaVet Publishing, White Bear Lake (USA): 853

POLLOCK, C., CARPENTER, J. W., ANTINOFF, N. (2001)
Birds.
In: CARPENTER, J. (Hrsg.)
Exotic Animal Formulary, WB Saunders Co, Philadelphia (USA): 135–346

PYE, G. W. (2001)
Marsupial, insectivore, and chiropteran anesthesia
Veterinary Clinics of North America, Small Animal Practice 4 (1): 211–237

PYE, J. D. (1967)
Bats.
In: The UFAW Handbook of acre and management of laboratory animals 3rd Edition, Chap. 31
Edinburgh & London; Livingston
491–501

QUASHA, A. L., EGER II, E. I., TINKER, J. H. (1980)
Determination and applications of MAC.
Anesthesiology 53: 315–334

REINBERG, A., REINBERG, M.-A. (1976)
Circadian changes of the duration of action of local anaesthetic agents
Naunyn-Schmiedeberg's Archives of Pharmacology 297 (2): 149–152

REIZ, S., BALFORS, E., SØRENSEN, M. B., ARIOLA, S., FRIEDMANN, A., TRUEDS-SON, H. (1983)
Isoflurane – A powerful coronary vasodilator in patients with coronary artery disease.
Anesthesiology 59: 91–97

RENSING, L., LUOFF, P. (2002)
Temperature effect on entrainment, phase shifting, and amplitude of circadian clocks and its molecular bases.
Chronobiology International 19 (5): 807–864

RIETSCHEL, W. (1987)
Fledertiere.
In: GABRISCH, K., ZWART, P.
Krankheiten der Wildtiere
Schlütersche Verlagsanstalt, Hannover
451–452

ROBERTS, P., TURNBULL, M. J., WINTERBURN, A. (1970)
Diurnal variation in sensitivity to and metabolism of barbiturate in the rat: lack of correlation between in vivo and in vitro findings.
European Journal of Pharmacology 12 (3): 375–377

ROISSANT, R., WERNER, C., ZWISSLER, B. (Hrsg.) (2008)
Die Anästhesiologie. Allgemeine und spezielle Anästhesiologie, Schmerztherapie und Intensivmedizin.
Springer, Berlin; 2. Auflage 2008
297–320

ROONEY, M. D., LEVINE, G., GAYNOR, J., et al. (1999)
Sevoflurane anesthesia in desert tortoises, Gopherus agassizii.
Journal of Zoo and Wildlife Medicine 30: 64–69

RUPPRECHT, C. E., STOHR, K., MEREDITH, C. (2001)
Rabies.
In: WILLIAMS, E. S., BARKER, I. K. (Hrsg.)
Infectious diseases of wild mammals
Iowa State University Press, Ames, Iowa, USA
3–36

SATOMOTO, M., SATOH, Y., TERUI, K., MIYAO, H., TAKISHIMA, K., ITO, M., IMAKI, J. (2009)
Neonatal Exposure to Sevoflurane Induces Abnormal Social Behaviors and Deficits in Fear Conditioning in Mice.
Anesthesiology 110 (3): 628–637

SCHMIDT, U. (1974)
Vergleichende Riechschwellenbestimmung bei neotropischen Chiropteren (Desmodus rotundus, Artibeus lituratus, Phyllostomus discolor).
Universität Bonn, Habilitations-Schrift 1974

SCHURIAN, F. (2000)
Zum Einsatz von Sevofluran beim syrischen Goldhamster (Mesocricetus auratus) – eine Vergleichsstudie zu Halothan und Isofluran.
Vet. Med. Diss., München

STABERNAK, C. R., EGER II, E. I., WARNKEN, U. H., FÖRSTER, H., HANKS, D. K, FERRELL, L. D. (2003).
Sevoflurane degradation by carbon dioxide absorbents may produce more than one nephrotoxic compound in rats.
Canadian Journal Anaesthesia 50 (3): 249–252

STEFFEY, E. P. (1996)
Inhalation anesthetics.
In: THURMON, J. C., TRANQUILLI, W. J., BENSON, G. J. (Hrsg.)
Lumb' and Jone's Veterinary Anaesthesia.
Williams and Wilkins, Baltimore, Philadelphia
297–329

STEFFEY, E. P., MAMA, K. R. (2007)
Inhalation Anesthetics.
In: THURMON, J. C., TRANQUILLI, W. J., BENSON, G. J. (Hrsg.)
Lumb' and Jone's Veterinary Anaesthesia.
Williams and Wilkins, Baltimore, Philadelphia
376

STORCH, K. F., LIPAN, O., LEYKIN, I., VISWANATHAN, N., DAVIS, F. C., WONG, W. H., WEITZ, C. J. (2002)
Extensive and divergent circadian gene expression in liver and heart.
Nature 417: 78–83

STRACK, T. (2002)
Vergleichsuntersuchungen zur Inhalationsanästhesie mit Isofluran oder Sevofluran beim Gerbil.
Vet. Med. Diss., München

TAKESHI, O., KAZUHIDE, U., HIROYUKI, K. (1999)
Circadian variation of sevoflurane MAC and effect of naloxone thereon.
Journal of Japanese Dental Society of Anesthesiology 27 (1): 71–72

THURMON, J. C., TRANQUILLI, W. J., BENSON, G. J. (1996)
Considerations for general anaesthesia.
In: THURMON, J. C., TRANQUILLI, W. J., BENSON, G. J. (Hrsg.)
Lumb' and Jone's Veterinary Anaesthesia
Williams and Wilkins, Baltimore, Philadelphia

TRANQUILLI, W. J. (1986)
Techniques of inhalation anesthesia in ruminants and swine.
Veterinary Clinics of North America, Food Animal Practice 2: 593–619

VIVIEN, B., HANOUZ, J. L., GUEUGNIAUD, P. Y., LECARPENTIER, Y., CORIAT, P., RIOU, B. (1997b):
Myocardial effects of halothane and isoflurane in hamsters with hypertrophic cardiomyopathy.
Anesthesioly 87: 1406–1416

VIVIEN, B., LANGERON, O., CORIA, T. P., RIOU, B. (1999)
Minimum alveolar anesthetic concentration of volatile anesthetics in normal and cardiomyopathic hamsters.
Anesthesia & Analgesia 88 (3): 489–493

VON MAYERBACH, H. (1976)
Time – a key in experimental and practical medicine.
Archives of Toxicology 36 (3–4): 185–216

WALLACH, J. D., BOEVER, W. J. (1983)
Bats (Chiroptera).
In: Diseases of exotic animals: medical and surgical management
WB Saunders, Philadelphia, PA
665–675

WHITEHAIR, K. J., STEFFEY, E. P., WILLITS, N. H., WOLINER, M. J. (1993)
Recovery of horses from inhalation anesthesia.
American Journal of Veterinary Research 54: 1693–1702

WIESNER, G., SCHWÜRZER, S., HÖRAUF, K., HOBBHAN, J. (1994)
Aufwachzeiten, Kreislaufverhalten und unerwünschte Wirkungen bei Anwendung von Sevofluran und Isofluran.
Anästhesist 43: 587–593

WILSON, D. E., REEDER, D. A. (Hrsg.) (2005)
Mammal Species of the World. A Taxonomic and Geographic Reference.
Johns Hopkins University Press

WIMSATT, J. T., O'SHEA, J., ELLISON, L. E., PEARCE, R. D., PRICE, V. R. (2005)
Anesthesia and blood sampling of wild big brown bats (Eptesicus fuscus) with an assessment of impacts on survival.
Journal of Wildlife Diseases 41: 87–95.

WREDE, B. (1999)
Vergleichsuntersuchungen zur Inhalationsnarkose mit Isofluran oder Sevofluran beim Kaninchen.
Vet. Med. Diss., München

XIE, Z., DONG, Y., MAEDA, U., MOIR, R. D., XIA, W., CULLEY, D. J., CROSBY, G., TANZI, R. E. (2007)
The Inhalation Anesthetic Isoflurane Induces a Vicious Cycle of Apoptosis and Amyloid-Protein Accumulation.
Journal of Neuroscience 27 (6): 1247–1254

YASUDA, N., TARG, A. G., EGER II, E. I., JOHNSON, B. H., WEISKOPF, R. B. (1990)
Pharmacokinetics of desflurane, sevoflurane, isoflurane and halothane in pigs.
Anesthesia & Analgesia 71: 340–348

9. Weiterführende Literatur

ALEF, M. (1999)
Serie Inhalationsanästhesie (I): Eigenschaften gängiger Inhalationsanästhetika.
Kleintier konkret 1/99: 10–16

BAER, G. M. (1966)
A method for bleeding small bats.
Journal of Mammology 47: 340

BAER, G. M., McLEAN, R. G. (1972)
A new method for bleeding small and infant bats.
Journal of Mammology 53: 231–232

BERNARD, J.-M., WOUTERS, P. F., DOURSOUT, M.-F., FLORENCE, B., CHELLY, J., MERIN, R. G. (1990)
Effects of sevoflurane and isoflurane on cardiac and coronary dynamics in chronically instrumented dogs.
Anesthesiology 72: 659–662

BLAIR, E. (1971)
Hypothermia.
In: SOMA, L. R. (Hrsg.)
Textbook of veterinary anesthesia
William & Wilkins, Baltimore
555–579

BROWN, B. JR. (1995)
Sevoflurane: introduction and overview.
Anesthesia & Analgesia. 81: 1–3

CONZEN, P. F., VOLLMAR, B., HABAZETTL, H., FRINK, E. J., PETER, K., MESSMER, K. (1992)
Systemic and regional haemodynamics of isoflurane and sevoflurane in rats.
Anesthesia & Analgesia 74: 79–88

CORBETT, T. H. (1976)
Cancer and congenital anomalies associated with anaesthetics.
Annals of the New York Academy of Sciences 271: 58–66

DOI, M., IKEDA, K. (1987)
Respiratory effects of sevoflurane.
Anesthesia & Analgesia 66: 241–244

EBERT, T. J., HARKIN, C. P., MUZI, M. (1995)
Cardiovascular responses to sevoflurane: a review.
Anesthesia & Analgesia 81: 11–22

EBERT, U., FREY, H.-H., SCHULZ, R. (2002)
Pharmakologie des zentralen Nervensystems (ZNS).
In: FREY, H.-H., LÖSCHER, W. (Hrsg.)
Lehrbuch der Pharmakologie und Toxikologie für die Veterinärmedizin: 93–100

EGER II, E. I., DOLAN, W. M., STEVENS, W. C., MILLER, R. D., WAY, W. I. (1972)
Surgical stimulation antagonizes the respiratory depression produced by forane.
Anesthesiology 36: 544–549

EGER II, E. I., KOBLIN, D. D., BOWLAND, T., IONESCU, P., LASTER, M. J., FANG, Z., GONG, D., SONNER, J., WEISKOPF, R. B. (1996)
Nephrotoxicity of sevoflurane vs. desflurane anaesthesia in volunteers.
Anesthesia & Analgesia 84: 160–168

EGER II, E. I., WHITE, A. E., BROWN, C. L., BIAVA, C. G., CORBETT, T. H., STEVENS, W. C. (1978)
A test of the carcinogenicity of enflurane, isoflurane, halothane, methoxyflurane, and nitrous oxide in mice.
Anesthesia & Analgesia 57 (6): 678–694

ENSINGER, H. (2005)
Narkose – Inhalationsanästhetika und Injektionsanästhetika.
In: Allgemeine und spezielle Pharmakologie und Toxikologie
Urban & Fischer Verlag München-Jena, 9. Auflage
263–282

FRINK, E. J. (1995)
The hepatic effects of sevoflurane.
Anesthesia & Analgesia 81: 46–50

GILROY, B. S., HABERSTROH, J. (1992)
Apparative Ausrüstung.
In: PADDLEFORD, R. R., ERHARDT, W. (Hrsg.)
Anästhesie bei Kleintieren
Schattauer, Stuttgart
107–126

GUEDEL, A. E. (1951)
Inhalation anesthesia.
Macmillan, New York

GUSTAFSON, A.W., DAMASSA, D. A. (1985)
Repetitive blood sampling from small peripheral veins in bats.
Journal of Mammalogy 66: 173–177

HASKINS, S. C. (1992)
Die Überwachung des anästhesierten Patienten.
In: PADDLEFORD, R. R., ERHARDT, W. (Hrsg.)
Anästhesie bei Kleintieren
Schattauer, Stuttgart: 157–188

HAYASHI, Y., SUMIKAWA, K., TASHIRO, C., YAMATODANI, A., YOSHIYA, I. (1988)
Arrythmogenic threshold of epinephrine during secoflurane, enfluran and isoflurane in dogs.
Anesthesiology 69: 145–147

HEARD, D. J. (1993)
Principles and techniques of anesthesia and analgesia for exotic practice.
Veterinary Clinics of North America, Small Animal Practice 23: 1301–1326

HENKE, J., KOCH, M., BRILL, T., BOLKART, B., JANCZEWSKI, M., ERHARDT, W. (1996)
Zur Isoflurannarkose beim Kaninchen im geschlossenen Narkosesystem.
Tierärztliche Praxis 24: 604–609

JONES, R. M. (1990)
Desflurane and Sevofluran: Inhalation anesthetics for this decade?
British Journal of Anesthesia 65: 527–536

KATOH, T., IKEDA, K. (1987)
The minimum alveolar concentration (MAC) of sevoflurane in humans.
Anesthesiology 66: 301–303

KAZAMA, T., IKEDA, K. (1988)
Comparison for MAC and the rate of rise of alveolar concentration of sevoflurane with halothane and isoflurane in the dog.
Anesthesiology 68: 435–437

KENNA, J. G., JONES, R. M. (1995)
The organ toxicity of inhaled anesthetics.
Anesthesia & Analgesia 81: 51–66

KLEINSCHMIDT, T., BRANITZER, G. (1982)
Die Primärstruktur des Hämoglobins des Nilflughundes (Rousettus aegypticus, Chiroptera).
Hoppe-Seyler's Zeitschrift für physiologische Chemie 363 (2): 1209–1216

KLEINSCHMIDT, T., KOOP, B., BRAUNITZER, G. (1987)
The Primary Strcuture of the Pallid Bat (Antrozous pallidus, Chiroptera) Hemoglobin.
Biological Chemistry Hoppe-Seyler 368 (2): 1197–1202

KLEINSCHMIDT, T., SGOUROS, J. G. (1987)
Hemoglobin sequences.
Biological Chemistry Hoppe-Seyler 368: 579–615

KLIDE, A. M. (1992a)
Fresh gas flows with the circle system.
Veterinary Clinics of North America, Small Animal Practice 22: 381–382

KLIDE, A. M. (1992b)
Anesthetic depth: the undefinable.
Veterinary Clinics of North America, Small Animal Practice 22: 435–437

KRAMER, S. (1998)
Perioperatives Narkosemanagement bei Kleinsäugern.
Tierärztliche Praxis, Kleintiere 26: 129–135

LEMMER, B. (2004)
Chronopharmakologie – Tagesrhythmen und Arzneimittelwirkung.
3. Auflage. 2004, Stuttgart: Wissenschaftliche Verlagsgesellschaft

LERMAN, J., OYSTON, J. P., GALLAGHER, T. M., MIYASAKA, K., VOLGYESI, G. A., BURROWS, F. A. (1990)
The minimum alveolar concentration (MAC) and hemodynamic effects of halothane, isoflurane and sevoflurane in newborn swine.
Anesthesiology 73: 717–721

LUMB, W., JONES, E. W. (1996)
Anesthesia of wild, exotic and laboratory animals.
In: THURMON, J. C., TRANQUILLI, W. J., BENSON, G. J. (Hrsg.)
Lumb and Jones Veterinary Anesthesia
Williams & Wilkins, Baltimore, Philadelphia, London, Paris, Bangkok, Hong Kong, Munich, Sydney, Tokyo, Wroclaw

MC INTYRE, J. W. R. (1971)
An introduction to general anaesthesia of experimental animals.
Labratory Animals 5: 99–111

MERKENSCHLAGER, M., HILLER, H. H. (1975)
Schmerzausschaltung bei Laboratoriumstieren.
Berliner und Münchner Tierärztliche Wochenschrift 88: 289–295

MITSUHATA, H., SAITOH, J., SHIMIZU, R., TAKEUCHI, H., HASOME, N., HORIGUCHI, Y. (1994)
Sevoflurane and isoflurane protect against bronchospasm in dogs.
Anesthesiology 81: 1230–1234

RASWEILER, J. J. (1978)
Bats (Chiroptera): American leaf-nosed bats.
In: FOWLER, M. E. (Hrsg.)
Zoo and Wild Animal Medicine
W. B. Saunders Co., Philadelphia, 1978
500–507

SCHELLER, M. S., NAKAKIMURA, K., FLEISCHER, J. E., ZORNOW, M. H. (1990)
Cerebral effects of sevoflurane in the dog: Comparison with isoflurane and enflurane.
British Journal of Anesthesia 65: 388–392

SCHELLER, M. S., TATEISHI, A., DRUMMOND, J. C., ZORNOW, M. H. (1988)
The effect of sevoflurane on cerebral blood flow, cerebral metabolic rate of oxygen, intracranial pressure, and electroencephalogram are similar to those of isoflurane in the rabbit.
Anesthesiology 68: 548–551

SCHIEBLE, T. M., COSTA, A. K., HEFFEL, D. F., TRUDELL, J. R. (1988)
Comparative toxicity of haolthane, isoflurane, hypoxia and phenobarbital induction in monolayer cultures of rat hepatocytes.
Anesthesiology 68: 485–494

SCHOLZ, J., BISCHOFF, P., SZAFARCZYK, W., HEETEL, S., SCHULTE, A. M., ESCH, J. (1996)
Sevofluran im Vergleich zu Isofluran bei ambulanten Operationen.
Anästhesist 45: 63–70

SEIFEN, A. B., KENNEDY, R. H., BRAY, J. P., SEIFEN, E. (1989)
Estimation of minimum alveolar concentration (MAC) for halothane, enflurane and isoflurane in spontaneously breathing guinea pigs.
Laboratory Animal Science 39: 579–581

SESSLER, D. I. (1991)
Central thermoregulatory inhibition by general anesthesia.
Anesthesiology 75: 557–559

SKARDA, R. T. (1993a)
Narkosegeräte und dessen Wartung.
In: MUIR, W. W., HUBBELL, J. A. E., SKARDA, R. T. (Hrsg.)
Veterinäranästhesie
Schattauer, Stuttgart, New York: 117–213

SKARDA, R. T. (1993b)
Anästhesietechniken bei Kleintieren.
In: MUIR, W. W., HUBBELL, J. A. E., SKARDA, R. T. (Hrsg.)
Veterinäranästhesie
Schattauer, Stuttgart, New York: 174–183

SMITH, C. S., DE JONG, C. E., FIELD, H. E. (2010)
Sampling Small Quantities of Blood from Microbats.
Acta Chiropterologica 12 (1): 255–258

SONNER, J. M., GONG, D., EGER II, E. I. (2000).
Naturally occurring variability in anesthetic potency among inbred mouse strains.
Anesthesia & Analgesia 91: 720–6

SPIESS, W. (1977)
Narkose im geschlossenen System mit kontinuierlicher inspiratorischer Sauerstoffspannung.
Anästhesist 26: 503–513

STÖCKEL, H., SCHWILDEN, H., SCHÜTTLER, J., LAUVEN, P. M. (1984)
Klinische Pharmakologie der Ausleitungs- und Aufwachphase.
In: AHNEFELD, F. W., SEELING, W. (Hrsg.)
Der Risikopatient in der Anästhesie
Band: Anaesthesiologie und Intensivmedizin 181
174–182

TACKE, S., XIONG, H., SCHIMKE, E. (1998)
Sevofluran (SEVOrane®) zur Inhalationsanästhesie beim Hund im Vergleich mit Halothan und Isofluran.
Tierärztliche Praxis 26(K): 369–377

TARG, A. G., YASUDA, N., EGER II, E. I. (1989)
Solubility of I-653, sevoflurane, isoflurane, and halothane in plastics and rubber composing a cenventional anesthetic circuit.
Anesthesia & Analgesia 69: 218–225

TILLEY, L. P. (1997)
EKG bei Hund und Katze.
Schlütersche, Hannover: 234

WADE, J. G., STEVENS, W. C. (1981)
Isoflurane: An anesthetic for the eighties?
Anesthesia & Analgesia 60: 666–682

WIDMAIER, E. P., KUNZ, T. H. (1992)
Basal, diurnal, and stress-induced levels of glucose and glucocorticoids in captive bats.
Journal of Experimental Zoology 265: 533–540

WALLIN, R. F., REGAN, B. M., NAPOLI, M. D., STERN, I. J. (1975)
Sevoflurane: A new inhalation anesthetic agent.
Anesthesia & Analgesia 54: 758–793

WIMSATT, W. A. (Hrsg.) (1970)
Biology of Bats, Vol. I.
Academic Press, New York

WONG, S., LAU, S., WOO, P., YUEN, K. Y. (2006)
Bats as a continuing source of emerging infections in humans.
Reviews in Medical Virology
(John Wiley & Sons) 17 (2): 67–91

WYATT, J. (2008)
Chiroptera: Bats.
In FISH, R. E., DANNEMAN, P. J., BROWN, M., KARAS, A. Z.
Anesthesia and analgesia in laboratory animals
American College of Laboratory Animal Series: 472–473

YASUDA, N., TARG, A. G., EGER II, E. I. (1989)
Solubility of I-653, sevoflurane, isoflurane, and halothane in human tissues.
Anesthesia & Analgesia 69

ZBINDEN, A., THOMSON, D. (1995)
Pharmakokinetik der Inhalationsanästhetika.
In: DOENICKE, A., KETTLER, D., LIST, F. W., TARNOW, J., THOMSON, D. (Hrsg.)
Anästhesiologie
Springer Verlag, Berlin, Heidelberg, New York, Tokyo, Hong Kong, Barcelona, Budapest
125–126

10. Danksagung

Herrn Univ.-Prof. Dr. Roberto Köstlin danke ich für die Annahme der Arbeit an der Tierärztlichen Fakultät der Ludwig-Maximilians-Universität München.

Mein besonderer Dank gilt Frau PD Dr. med. vet. Julia Henke für die Überlassung des Themas, ihre hilfreichen fachlichen Hinweise und die Durchsicht des Skripts.

Herrn Dr. Uwe Firzlaff, Frau Dr. Susanne Hoffmann und Frau Dr. Silvana Sibert, zum Zeitpunkt der Untersuchung in der Abteilung Neurobiologie der LMU München, danke ich für die freundliche fachliche und tatkräftige Unterstützung und die Bereitstellung der Tiere.

Ein herzliches Dankeschön richte ich an alle MitarbeiterInnen des Klinikums rechts der Isar. Hier möchte ich namentlich Jaqueline Reinert, Marlies Tusch und Dominique Seibold danken.

Herrn Rüdiger Gössl in der Boehringer Ingelheim Pharma GmbH & Co. KG danke ich an dieser Stelle für die Hilfe bei den statistischen Berechnungen und Auswertungen und für seine Geduld und Freundlichkeit.

Meinem Lehrer, Vorgesetzten und Mentor, Herrn Univ.-Prof. Dr. med. vet. Zdenek Knotek, danke ich für das fördernde Interesse.

Last, but not least möchte ich meinen Eltern und meiner Freundin danken. Sie haben mich stets in meiner Arbeit unterstützt und gestärkt.

11. Lebenslauf

Nils Kley Dr. med. vet. MRCVS, Studium der Veterinärmedizin an der LMU München. Assistenztierarzt Vetmeduni Wien

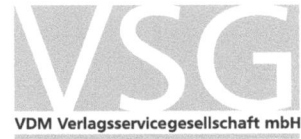

Die VDM Verlagsservicegesellschaft sucht für wissenschaftliche Verlage abgeschlossene und herausragende

Dissertationen, Habilitationen, Diplomarbeiten, Master Theses, Magisterarbeiten usw.

für die kostenlose Publikation als Fachbuch.

Sie verfügen über eine Arbeit, die hohen inhaltlichen und formalen Ansprüchen genügt, und haben Interesse an einer honorarvergüteten Publikation?

Dann senden Sie bitte erste Informationen über sich und Ihre Arbeit per Email an *info@vdm-vsg.de*.

Sie erhalten kurzfristig unser Feedback!

VDM Verlagsservicegesellschaft mbH
Dudweiler Landstr. 99   Telefon +49 681 3720 174
D - 66123 Saarbrücken   Fax   +49 681 3720 1749

www.vdm-vsg.de

Die VDM Verlagsservicegesellschaft mbH vertritt

 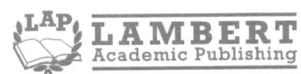 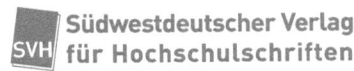

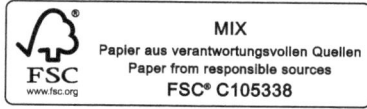

Printed by Books on Demand GmbH, Norderstedt / Germany